望京醫鏡

赵勇

筋骨痛症铍针解结心悟

秦伟凯 张 宽 / 主编

赵 勇 / 主审

北京科学技术出版社

图书在版编目（CIP）数据

筋骨痛症铍针解结心悟／秦伟凯，张宽主编.
北京：北京科学技术出版社，2025. -- ISBN 978-7
-5714-4301-6

Ⅰ. R274

中国国家版本馆 CIP 数据核字第 2024P2Z704 号

策划编辑：张　洁
责任编辑：安致君
责任印制：李　茗
封面设计：米　乐
版式设计：美宸佳印
出 版 人：曾庆宇
出版发行：北京科学技术出版社
社　　址：北京西直门南大街 16 号
邮政编码：100035
电　　话：0086 - 10 - 66135495（总编室）　　0086 - 10 - 66113227（发行部）
网　　址：www. bkydw. cn
印　　刷：北京中科印刷有限公司
开　　本：850 mm × 1168 mm　　1/32
字　　数：105 千字
印　　张：5.5
版　　次：2025 年 3 月第 1 版
印　　次：2025 年 3 月第 1 次印刷
ISBN 978-7-5714-4301-6

定　　价：69.00 元

望京醫鏡

编写委员会

指导委员会 （按姓氏笔画排序）

朱云龙　　刘祖发　安阿玥　杨国华　肖和印　吴林生
邱模炎　　张　宁　张世民　张兴平　陈　枫　周　卫
胡荫奇　　夏玉清　徐凌云　高　峰　程　玲　温建民
魏　玮

组织委员会 （按姓氏笔画排序）

丁品胜　　于　杰　于忱忱　王　敏　王朝鲁　叶琰龙
朱雨萌　　朱钟锐　刘光宇　刘劲松　刘桐辉　孙　婧
张　茗　　张兆杰　金秀均　郎森艳　徐一鸣　焦　强
魏　戍

工作委员会 （按姓氏笔画排序）

王　浩　　王宏莉　王尚全　王春晖　王德龙　冯敏山
朱光宇　　刘　涛　刘世巍　刘惠梅　刘燊仡　张　平
张　然　　张　磊　范　肃　秦伟凯　栾　洁　高　坤
郭　凯　　梁春玲　蒋科卫　谭展飞　潘珺俊

《筋骨痛症铍针解结心悟》
编者名单

主 审

赵 勇

主 编

秦伟凯　张　宽

编 者（按姓氏笔画排序）

王少崭　王兆鹏　陆　儒　周顺利　顾金光　董永丽

魏东亮　魏光成

黄　序

中医药学包含着中华民族几千年的健康养生理念及其实践经验，是中华文明的瑰宝，凝聚着中国人民和中华民族的博大智慧，是中华民族的伟大创造。作为世界传统医药的杰出代表和重要组成部分，自古以来，中医药以其在疾病预防、治疗、康复等方面的独特优势，始终向世界传递着中华民族的生命智慧和哲学思想，为推动人类医药卫生文明作出了巨大贡献。党中央、国务院历来高度重视中医药工作，党的十八大以来，中医药传承发展进入新时代，中医药高质量发展跑出"加速度"。每一个中医药发展的高峰，都是各时期中医药人才在传承创新中铸就的，历代名医大家的学术经验是中医药学留给我们的宝贵财富，应当"继承好、发展好、利用好"。

中国中医科学院望京医院（简称"望京医院"）历经四十余年的传承发展和文化积淀，学术繁荣、名医荟萃，尤其是以尚天裕、孟和为代表的中医骨伤名家曾汇聚于此，留下了许多宝贵的临证经验、学术思想、特色疗法。为贯彻落实党中央、国务院有关中医药传承创新发展的战略部署，望京医院以"高水平中医医院建设项目"为契机，设立"名老医药专家学术经验传承"专项，成立丛书编写委员会，编撰"望京医镜"系列丛书。本套丛书旨在追本溯源、立根铸魂，挖掘整理名医名家经验，探寻中医名家传承谱系及其学术发展脉络，促进传承经验的多途径转化。丛书记录了诸多鲜活的医论、医案、医方，是望京医院中医名家毕生心血经验之凝结，且对中医药在现代医学体系中的价值进行了深入探讨和崭新诠释，推动了中医理论发展，是兼具传承性、创新性、实用性和系统性的守正创新之作，可以惠及后辈、启迪后学。

医镜者，"晓然于辨证用药，真昭彻如镜"，希望"望京医镜"丛书能让广大中医药工作者读后有"昭彻如镜"之感。相信本套丛书的出版能使诸多中医名家的经验成果、思想精髓释放出穿透岁月、历久弥新的光彩，为促进中医药学术思想和临床经验的传承，加快推动中医药事业传承创新发展、共筑健康中国贡献智慧和力量。

中国工程院院士
中国中医科学院院长

2024 年 10 月

朱 序

    中医药学是中华文化智慧的结晶，在几千年与疾病的斗争中不断发展壮大，成为维护人类健康的重要力量。中医药的整体观念与辨证施治的思维模式具有丰厚的中国文化底蕴，体现了自然科学与社会科学、人文科学的高度融合和统一，这正是中医药顽强生命力之所在，也是中医药发挥神奇功效的关键。其实践历经数千年而不衰，并能世代传承不断发展，与经得起检验的良好临床疗效密不可分。

    《"健康中国2030"规划纲要》明确提出要"充分发挥中医药独特优势"，弘扬当代名老中医药专家的学术思想和临床诊疗经验，推进中医药文化传承与发展。"望京医镜"系列丛书的编写正是我院推进中医药传承与创新的一项重要举措。

    本套丛书的编写得到了中国中医科学院及望京医院各级领导的大力支持，涵盖骨与关节退行性疾病、风湿病、老年病、心血管病、肾病等专科专病，将我院全国名老中医、首都名中医等专家的临证经验、学术思想、用药经验、特色疗法等进行了挖掘与整理，旨在"守正创新、传承精华"，拓展中高级中医药专业技术人员的专业知识和技能，提升专业水平能力，更好地满足中医药事业传承发展需求和人民健康需要。

本套丛书不仅是对临床经验的系统梳理与总结，更是对中医药在现代医学体系中的价值进行的深入诠释与再认识。这些积累与研究，旨在推动中医药在专科专病方面取得更大的进展，并为现代医学提供更加广泛和深刻的补充与支持。

希望本套丛书能为中医药学术界提供启发，成为从事科学研究和临床工作的中医专业人员的有益参考，同时为患者带来更加有效的治疗方案，贡献中医药的智慧与力量。

中国工程院院士

2024 年 9 月

孙 序

中医药学是中国古代科学的瑰宝，也是打开中华文明宝库的钥匙。习近平总书记号召我们中医药工作者要"把中医药这一祖先留给我们的宝贵财富继承好、发展好、利用好，在建设健康中国、实现中国梦的伟大征程中谱写新的篇章"。

中国中医科学院望京医院成立于 1997 年，秉承"博爱、敬业、继承、创新"的院训精神，不断发展，目前已经成为一所以中医骨伤科为重点，中医药特色与优势显著，传统与现代诊疗技术相结合的三级甲等中医医院。历任领导非常重视对名医学术思想的挖掘与传承工作。本次由望京医院组织编写的"望京医镜"系列丛书，就是对建院以来诸多名医名师临证经验和典型医案的全面总结。

本套丛书覆盖了中医临床多个学科，从临床案例到理论创新，都作了较为详尽的论述，图文并茂，内容丰富，在注重理论阐述的同时，也强调了临床实践的重要性；同时深入剖析了名医们的医术精髓，揭示其背后的科学原理与人文关怀。本套丛书汇聚了众多中医领域的权威专家学者参与编写，他们不仅学术造诣深厚，更在临床实践中积累了丰富的经验。正是由于这些专家的鼎力支持，本套丛书才既具有学术权威性，又贴近临床实际，具有很高的实用价值。

相信本套丛书的出版与发行必将对中医学科的传承发展大有裨益，愿为之序。

全国名中医
中国中医科学院首席研究员

2024 年 10 月

20世纪70年代末，百废待兴、百业待举，为推广中西医结合治疗骨伤科疾病的临床经验，在周恩来总理、李先念副总理等老一辈党和国家领导人的关怀下，成立了中西医结合治疗骨关节损伤学习班，集结了冯天有、尚天裕等一批杰出的医学大家，随后成立了中国中医研究院骨伤科研究所（简称"骨研所"），全国中西医骨伤名家齐聚，开辟了以爱兴院、泽被苍生、薪火相传的新篇章。凡此种种，都发生在北京东直门海运仓的一座小楼内；但与这座小楼相距不过十余里的一片村落与田地中，有一所中医院校与一所附属医院也在冒芽待生。

当时，"望京"还是一片村落，并不是远近闻名的"北京发展最快区域""首都第二CBD"，其中最核心的区域"花家地"还是一片农田，其命名来源是"花椒地"还是"苇家地"都已难以考证；但无论是"花家地"还是"花椒地"，地上种的究竟是不是花椒已不重要，人们对于这片土地的热爱与依赖，成为了这片土地能够留下名字的重要原因。20世纪80年代后期，花家地的"身份"迎来了360度转变，并在20世纪90年代一跃成为当时北京人口最密集、规模最大的居民区，唯一的现代化社区，曾被冠名为"亚洲最大的住宅社区"。其飞速发展和惊人变化，用"日新月异"来形容都略显寡淡。那田地中的院校，也从北京针灸学院更名为了北京针灸骨伤学院，成为了面向国内外培养中医针灸和骨伤科高级人才的基地；那田地中的医院，也建起了宏伟的大楼，满足着望京众多百姓的就医需求。1997年，中国中医研究院骨伤科研究所、北京针灸骨伤学院骨伤系、北京针灸骨伤学院附属医院合并，正式成立中国中医研究院望京医院，后更名为中国中医科学院望京医院。

时至今日，骨研所、骨伤系、附属医院的脉络赓续相传，凝聚成望京医院发展壮大的精神血脉，凝聚在"博爱、敬业、继承、创新"的院训精神中，更希望可以凝聚在一套可以流传多年、受益后人的文字之中，所以我们组织全院之力编纂了这套丛书，希望可以凝练出众多前辈的学术思想、医德仁术，为后生所用、造福患者。这套丛书汇集了尚天裕、孟和、蒋位庄、朱云龙、孙树椿等老一辈名医的经验，收录了朱立国、刘祖发、安阿玥、李浩、杨国华、肖和印、吴林生、邱模炎、张宁、陈枫、周卫、赵勇、胡荫奇、夏玉清、徐凌云、高峰、曹炜、程玲、温建民、魏玮等中生代名医的经验。丛书名为

"望京医镜"，医镜者，医者之镜也。我们希望通过著书立说，立旗设镜，映照出名老医药专家的专长疗法、学术思想、人生体悟，启示后人，留下时代画卷中望京医院传承脉络浓墨重彩的一笔，成为医学新生代可学可照之明镜，将"继承好、发展好、利用好"中医药传承创新落到实处。

丛书编写委员会

2024 年 10 月

前　言

　　赵勇教授为我国知名的中医骨伤科专家，师从中西医结合骨折疗法创始人尚天裕教授，为尚天裕教授最为得意的弟子之一。从医 40 余年，赵勇教授先是向尚老学习手法复位联合小夹板固定以及现代手术治疗四肢骨折，后来专注于研究中医经筋理论指导下的解结止痛技术，针对以颈肩腰腿痛为表现的筋骨痛症进行临床与试验研究，取得了显著的成果。他的学术思想体系为临床痛症的治疗提供了全新的思路和方案，值得我们深入挖掘和总结。

　　赵勇教授不仅是一位临床经验丰富的骨伤科专家，也是一位优秀的医院管理者。他知识渊博、风趣幽默、善于沟通交流，和他在一起你可以感受到他的睿智和儒雅。他能够引经据典，也能够深入浅出，将晦涩的医学知识转换为通俗易懂的语言，在与患者谈笑中完成诊疗。在专业上，他精益求精、孜孜不倦，具有大家风范，严格要求下级医师和学生；在科研上，他一丝不苟、严谨认真，带领团队不断挖掘新思路、新方法，形成新成果；在管理上，他兢兢业业，克己奉公，做医院发展的引路人。

本书在系统整理赵勇教授职业生涯和学术思想的基础上，以筋骨痛症为出发点，囊括了四肢病症、脊柱相关病症，在病症介绍中简化了有关解剖学、病理生理学等方面的知识内容，以从筋论治的角度认识筋骨痛症的辨析思路，重点介绍铍针解结止痛技术的操作、心得、注意事项等，解决病症治疗中的疑难点和关键点，全面展示了解结止痛疗法的核心技术，展现了中医骨伤科的技术特色和优势。

本书的编写得益于中国中医科学院望京医院高水平中医医院建设项目"名老医药专家学术经验传承"的资助，在编写过程中得到了多位专家的支持，更得到了北京科学技术出版社的协调和指导，在此一并表示衷心的感谢！

本书若存在不足和疏漏之处，诚望各位读者提出宝贵意见，以便再版修订。

编　者

2024 年 8 月

望京醫鏡｜筋骨痛症铍针解结心悟

目 录

第一章　职业生涯与学术思想

第一节　职业生涯简介

赵勇，男，医学博士，主任医师，教授，博士研究生导师，首都名中医，中国中医科学院望京医院原副院长，中国中西医结合学会脊柱医学专业委员会原主任委员，中华中医药学会骨伤科分会常务委员，北京中医药学会针刀医学专业委员会副主任委员，全国盲人医疗按摩人员考试专家委员会副主任，中国中西医结合学会骨伤科专业委员会常务委员，全国科普工作先进工作者，北京中医药"薪火传承3+3工程"室站——尚天裕名家研究室负责人。

赵勇出生于河北雄县（今雄安新区），1979年9月—1984年8月就读于河北中医学院（现为河北中医药大学），获得本科学位，全面掌握了中医、西医的临床知识，毕业后工作于河北省中医院骨伤科。在进行临床工作的过程中，赵勇认识到自身的不足，他认为作为一名医生不能只是做好临床治疗患者的工作，而应该将思路拓宽，通过科研解决临床问题，而这也是当时医学发展的重要方向。于是在工作4年之后，赵勇毅然放弃已稳定的工作和生活，立志向更深层次的领域迈进，力争在学术上有所建树。经过深思熟虑，赵勇选择报考具有挑战性的中国中医研究院，并选择了当时中医骨伤科学界的泰斗人物尚天裕教授做研究生导师。工作之余，赵勇认真学习，重新拿起大学时的《中医基础理论》《中药学》《方剂学》等教材，并强化学习现代骨科学所用的解剖学、手术学等知识，夜以继日进行复习备考，用当时同事的话来说，"一看老赵的学习劲儿就知道肯定能考上"。赵勇于 1988 年顺利考入中国中医研究院，成为尚天裕教授的一名研究生。

1988—1993 年，赵勇在中西医结合骨伤科创始人尚天裕教授的指导下完成研究生学业，获得博士学位。研究生期间，他每天跟随尚天裕教授学习中西医结合治疗骨折的知识和技术，不仅可以进行手法复位联合小夹板固定，对需要手术的患者也能进行切开复位内固定，系统掌握了中国接骨学学术思想，为研究中医外固定治疗骨折打下了坚实的基础。学习期间，他先后参加小夹板固定和骨折愈合的应力性研究等多项课题，阐明了小夹板固定的生物力学机制，积累了丰富的科研经验。

1993—2012 年近 20 年间，赵勇由主治医师升至主任医师，并成为大学教授和研究生导师，培养研究生数名。这些年赵勇教授一直专注于临床，在分析了国内外多种骨折医疗器械的基础上，多次改进制成了多维复位外固定器械；在骨折固定的基础上，增加了多维空间的复位机制。多维外固定器的整体结构可根据骨折部位、肌群牵拉应力和骨折的力学特点进行相应的空间多维调整，使骨折复位固定牢固可靠，创新发展了中医外固定治疗骨折的方法，开创性研制了中医多维复位外固定器治疗桡骨远端骨折和胫腓骨骨折，取得了显著的临床疗效，解决了夹板外固定无法持续牵引、胫腓骨骨折手法闭合难以解剖复位的问题，促进了骨折愈合，为临床提供了新的医疗器械和治疗方法。随着社会的发展，以颈肩腰腿痛为代表的退行性疾病已成为困扰患者的主要病症，中医针对这些病症具有疗效确切、方法多样、安全性高的特点和优势。在尚天裕教授接骨学学术思想的指导下，赵勇教授以中医经筋理论为基础开展了以铍针为代表的微创外治技术研究，并系统性阐述了软组织张力性疼痛的发病原因和力学机制，为今后一系列的研究奠定了理论基础。

2012—2023 年，赵勇教授在完成临床工作的同时，逐步步入了管理岗位，2012 年升为科室主任，带领科室逐步做大做强，科室各项指标步入院内前列，形成了以中医特色技术为优势的科室，将科室打造成以中国接骨学理念为指导的中西医结合骨伤特色科室。2013—2023 年，赵勇教授先后被任命为中国中医科学院望京医院医务处处长、医疗副院长，站在管理者角度分析医院在发展过程中存在的瓶颈问题，制订相应政策引领医院发展，为医院的发展做出了巨大贡献。在此期间，作为医疗救助专家，他先后于2013年4月21日和2014年8月3日奔赴四川雅安和云南鲁甸，与国家中医药管理局抗震救灾医疗专家组一起，直奔抗震救灾前线，针对伤员的胸腰椎压缩骨折、四肢骨折、肋骨骨折等，除必要手术外，积极开展手法闭合复位、夹板外固定架固定等疗法，充分发挥中医骨伤科在地震应急救治方面的优势，时刻践行着大医精诚的医德医风。2020年疫情防控期间，赵勇教授舍小家顾大家，一直站在疫情的最前线，响应国家的抗疫政策，根据医院的实际情况出谋划策，确保了医院"零违规""零感染"。

作为国家中医药管理局中医药文化科普巡讲团专家、北京市首批健康科普专家，赵勇教授一直积极投身于中医药科普工作。在繁忙的临床工作之余，赵勇教授主编了医学博士信箱丛书，获得中华中医药学会科普图书一等奖，并在《人民日报》《人民周刊》等发表科普文章30余篇。赵勇教授先后在北京卫视《养生堂》栏目及中央国家机关等进行健康科普讲座，并作为国务院侨务办公室"文化中国·中华医学"代表团成员参与中医药文化对外交流活动，取得了丰硕成果并带来了社会效益。2016年赵勇教授被中国中医科学院推选为全国科普先进工作者。赵勇教授在职业生涯中不懈努力追求高超的技术，通过健康科普的形式传播中医药文化、推广中医药知识。

赵勇教授一直走在行业的最前线，也一直在管理岗位的最前沿，为中西医结合骨伤科学和医院的发展做出了巨大的贡献。作为传承指导教师，赵勇教授依然每天忙于临床、教学、管理等工作，他的学术思想和治疗理念值得深入挖掘、学习和总结。

第二节　学术思想体系

赵勇教授师从中西医结合骨折疗法创始人尚天裕教授，为尚天裕教授最为得意的门人之一。跟师学习 14 年，赵勇教授基本继承了尚天裕教授的学术思想和理念，在从事中医骨伤临床及科研工作的过程中充分挖掘中国接骨学的理论内涵，结合现代骨折及软组织疼痛特点，合理引进现代研究方法及多学科技术并不断进行创新，形成了以外固定治疗骨折、铍针松解技术治疗软组织疼痛的学术思想体系，取得了显著的学术成就。

赵勇教授先后主持国家中医药管理局、北京市科学技术委员会的课题 10 余项，开展了中医外固定、铍针、手法、中药等对骨折和软组织疼痛方面的临床与基础研究，发表论文 50 余篇，出版专著 20 余部，并以第一完成人获得中华中医药学会科学技术奖、中国中西医结合学会科学技术奖、中国中医科学院科学技术奖等奖项。

一、中医外固定治疗四肢骨折

赵勇教授临床中坚持以减少患者创伤为宗旨，以提升临床疗效为核心，充分发挥中医骨伤科手法复位、小夹板固定及外固定器固定等骨折治疗优势特色，建立骨折外固定的整体方案，研制了针对桡骨远端骨折、三踝骨折、胫腓骨骨折的外固定器械（新型改良小夹板、专用外固定器），通过临床研究证实合理使用外固定器械优于手术内固定的临床疗效，提升了中医骨折外固定治疗技术。

桡骨远端骨折是手法复位联合小夹板固定治疗的最主要适应症，桡骨远端骨折中50%~70%伴有尺骨茎突骨折，但很容易被临床医生忽视，且又难以进行切开复位内固定或固定不牢，易导致腕关节尺侧柱在锻炼时损伤加重，远期常出现下尺桡关节不稳、疼痛等后遗症。赵勇教授认为，小夹板环形弹性外固定可以起到对尺侧柱的保护作用。临床研究结果显示小夹板固定组尺侧柱并发症发生率为26.5%，对照组高达70.6%，采用小夹板固定可获得更满意的腕关节功能及较低的尺侧柱并发症发生率。团队采用有限元方法论证表明小夹板的束缚力可以拮抗运动中维持下尺桡关节稳定的重要韧带所受到的应力，小夹板干预后可以减少运动中尺骨茎突骨折端及尺骨远端相对于桡骨尺切迹的位移值，能够增强下尺桡关节和尺侧结构的相对稳定性。

针对桡骨远端骨折，赵勇教授又研制出了中医外固定器，主持中国中医科学院优势病种临床研究项目（第一批）"中医正骨多维复位外固定器治疗桡骨远端不稳定骨折的临床研究"

课题，首次提出了中医多维复位外固定器疗法治疗桡骨远端不稳定骨折，利用外固定器特有的伸缩杆对骨折断端产生的持续牵引力来维持骨折复位。与内固定相比，外固定解决了桡骨骨折因断端粉碎失去支撑而容易发生短缩的问题。在研究中提出器械牵引复位、金针拨骨复位等多种具体操作技术，挖掘和细化了器械复位的技巧。外固定器具有安装方便、便于操作、轻巧灵便、手术时间短、出血量少、安全性高、有助于骨折愈合的优点。

在中医正骨理论"欲合先离、离而复合""子端求母端""制器以正之，用辅手法之所不逮"的指导下，赵勇教授设计了新型遥控多维复位外固定器以满足复位与固定兼顾的临床需要，用于治疗胫腓骨骨折。外固定器不但能使骨折断端复位，还为骨折固定乃至愈合创造了一个良好的外部环境。在骨折固定的基础上，增加了多维空间的复位机制，进一步在多维复位外固定器上安装驱动装置和计算机调控装置，使其复位更加精确，同时又使骨科医生避免了放射线的危害，具有广泛的临床使用价值。该外固定器弥补了手法复位的不足，在器械复位的基础上增加"轴"的设计，在中医正骨手法基础上突出器械复位的功能。

针对骨折后出现的关节功能障碍问题，赵勇教授提出了骨伤康复原则，创立了中医综合康复方案，并证实方案的有效性和安全性，完善了骨折治疗的最后步骤，从而形成了从复位、外固定到康复的中西医结合骨折治疗整体方案。

二、中医特色技术治疗筋骨痛症

在筋骨痛症治疗方面，特别是颈椎病、腰椎间盘突出症、膝骨关节炎、腱鞘炎等疼痛性疾病的治疗中，赵勇教授在"筋骨并重"思想的基础上，将传统的中医经筋理论与现代医学的解剖基础及生物力学相结合，以"缓解痛苦，功能康复，提高生活质量"为目的，以铍针与手法为治疗的主要技术，以理疗和体疗（功能锻炼）为治疗的辅助技术，将四者结合形成了灵活多变的筋伤治疗体系。

筋骨痛症多由退变、劳损等因素导致，是以疼痛为主要症状的一系列颈肩腰腿疼痛性病症，发病率及复发率高，中医经筋理论对其有详尽的论述。经筋理论源于《灵枢》，该书对筋骨痛症的认识和治疗具有指导意义。"结"是经筋理论对筋骨痛症的特征性描述，它既是疼痛出现的部位也是治疗的靶点。"结"的形成多与《灵枢·刺节真邪》中所述"横络盛加于大经，令之不通"的"横络"有关，解除横络卡压是治疗筋骨痛症的前提和关键，这也就是《灵枢·刺节真邪》中的"解结"法。赵勇教授遵循中医经筋理论，通过建立动物实验和三维有限元模型深入阐述"筋结"在筋骨痛症治疗中的意义，解析其生物力学机制，创新性地构建了以铍针疗法为主体的解结止痛关键技术体系和操作方案，彰显了中医特色技术的优势，推动了经筋理论的应用与发展。

如何才能做到"解结"？经筋理论提出了"燔针劫刺，以知为数，以痛为腧"的治疗原则，而所采用的器械就是针具，古人选取了九种不同的针具治疗经筋病症，《灵枢·九针十二原》："九针之名，各不同形……五曰铍针，长四寸，广二分半……铍针者，末如剑锋。"铍针是九针中常采用的一种针具，《灵枢》对其已经有了规范的描述，但随着疾病谱的变化以及对操作技术要求的提高，原始铍针亟需进行改进，以更符合现代医疗环境及患者的需求。根据《灵枢·九针论》"故为之治针，必长其身，锋其末，可以取深邪远痹"的思想，赵勇教授对《灵枢·九针十二原》中铍针的器形进行了再设计和优化，创新性地改成了"末扁体圆，末为直刃"，研制出新型针具，针体较之为细，对皮肤、皮下组织的损伤较小，解决了原始铍针无法适应现代医疗环境的问题，形成了以铍针为主体的解结止痛技术。

通过研究，赵勇教授提出了局部筋膜张力增高导致神经卡压，进而使筋结部位出现疼痛的学术观点。"筋结"多位于筋膜层，筋膜层是一个完全封闭的致密结缔组织系统，瘀血、寒凝、痰湿、炎性渗出、肌肉痉挛或筋膜挛缩等引起筋膜室内压力增高，长期反复的循环载荷和应力集中或超限载荷，使筋膜和肌肉产生代偿性增生肥厚，造成筋膜张力的升高。筋膜室内压力增高对穿行其间的神经造成卡压，并对神经进行牵拉，从而造成局部筋结点疼痛。赵勇教授通过建立动物实验及三维有限元模型，首次明确了软组织张力与局部疼痛的关系，证实了铍针减压减张止痛的力学机制。

赵勇教授主持的"经筋理论与铍针疗法"入选北京市中医药优秀传统技法百人百项工程项目、国家中医药管理局中医临床适宜技术推广项目和继续教育项目，先后在欧洲的意大利、比利时，亚洲的马来西亚，非洲的安哥拉和毛里求斯等国家举办"中医微创技术的精准应用研习班""中医微创铍针疗法研讨会及培训班"和学术讲座等，提升了当地医院治疗筋骨痛症的水平，使数万例患者从中受益，扩大了中医特色技术的影响力，取得了显著的经济效益和社会效益，推动了中医药走向世界。

三、坚持辨证论治，灵活运用中医方药

灵活运用中医方药也是赵勇教授在临床中较为突出的特色之一。赵勇教授坚持中国接骨学的"内外兼治"原则，以"内外兼治"为纲，强调"脏腑"与"筋骨"的内外辨证关系，推崇中医"整体观念，辨证论治"思想在骨伤科的运用，对颈源性眩晕、慢性腰腿痛、骨质疏松症、骨折围手术期肿胀及骨质疏松性骨折（如单纯性胸腰椎压缩性骨折、桡骨远端骨折）等疾病，积极运用中医方药进行治疗，疗效显著。如针对踝关节扭伤患者，赵勇教授以消肿止痛膏为主方进行加

减；针对手指骨关节炎，采用温阳利湿方治疗；针对患者伤后或术后肿胀，在《金匮要略》"血不利则为水"的理论指导下提出"血水并治"的治法，阐明中医"水－血"病机的科学内涵，采用经方当归芍药散合桃核承气汤治疗。以上内容丰富了骨折围手术期肿胀的中医辨证治疗体系，为骨折的快速康复提供了中医技术支持。

赵勇教授的学术思想体系涉及骨伤科的多个方面，体系完整，可操作性强，尤其在外固定治疗骨折、中医特色技术治疗筋骨痛症方面具有显著临床疗效。这些学术思想体系值得我们深入挖掘其内涵，并不断进行创新性研究，拓展中国接骨学的理念和技术，形成一体化的诊疗方案，推动中医特色技术的广泛推广。

附：中医经筋理论指导下的铍针疗法简介与操作标准

（一）铍针疗法简介

铍针疗法是以中医经筋理论为基础，结合现代解剖学及生物力学理论，形成的一种具有安全性、微创性、可操作性、疗效显著等优点的治疗技术。

经筋理论源于中医经典著作《灵枢·经筋》，其系统全面地阐述了十二经筋的走行、病候及其治法，为后世奠定了经筋疗法的理论基础。其中"支痛"及"转筋"是经筋病症的主要特点，治疗原则为"燔针劫刺，以知为数，以痛为腧"。依据经筋病的治疗原则，古人选取了九种不同的针具对经筋病症进行治疗，铍针为其中之一。《灵枢·九针十二原》："九针之名，各不同形……五曰铍针，长四寸，广二分半……铍针者，末如剑锋。"对铍针有了规范的描述。

后世的医家对于除毫针以外的其他针具记载较少，随着针灸学理论研究和临床实践不断丰富和提高，像铍针这样的带刃针具受到重视。赵勇教授对铍针疗法的作用机制进行了深入的探讨，使其在具有显著中医经典特色的同时，又不乏现代的气息，并且将其治疗的疾病谱进行了有效的扩大，如在治疗膝骨关节炎、肌筋膜炎、腱鞘炎、颈肩腰腿痛等方面取得了显著的疗效。本疗法现已成为国家中医药管理局中医临床适宜技术推广项目和继续教育项目，以及本院推广宣传的具有中医特色的微创治疗方法。在本院每年接受铍针疗法的患者多达数千人，该疗法因疗效独特，受到了广泛好评。

铍针疗法是中医传统的经筋理论的体现者，对其进行研究，可以让我们深入理解探讨经筋理论的独特之处和现代临床的意义。现代的铍针疗法是古代中医经筋理论和现代科技相结合的产物，将现代的解剖学、生物力学知识用来研究经筋、认识经筋、发展经筋，为更好地发挥中医传统理论特色开拓了广阔前景。

《灵枢》中所记载的铍针是用来"取大脓"的，但随着解剖学、生物力学以及材料学的发展，现代的铍针已得到了有效

的改良，具有很高的实用价值，治疗的疾病谱也得到了有效的·
扩大。铍针治疗的疾病主要包括：膝骨关节炎、肌筋膜炎、末
端病、肌肉（腰肌、肩胛提肌等）劳损、韧带（棘上韧带、
棘间韧带等）损伤、第三腰椎横突综合征、腓肠肌痉挛、梨
状肌综合征、皮神经卡压综合征、肩关节周围炎、肱骨内上髁
炎、肱骨外上髁炎、肌腱炎、腱鞘炎、坐骨神经痛、跟痛症、
四肢软组织损伤等。

目前铍针疗法已成为一种中医特色显著、推广性强、适用
性广、临床疗效好、安全、规范、微创的临床适宜技术。

（二）铍针操作标准

铍针疗法虽适应证较多，但材料准备、操作规程简单，并
且基本一致。

1. 准备工作

（1）治疗室准备：进行铍针治疗时需要一间独立的治疗
室，室内配备治疗床、椅子，治疗室要按规定进行紫外线照射
消毒。

（2）所需材料：一次性铍针，全长 5~8 cm，针头长 1 cm，
针体长 4~7 cm，直径 0.3~0.5 mm，末端扁平带刃，刀口为
斜口，刀口线 0.3~0.5 mm，针柄是用钢丝缠绕的普通针柄，
长 3~5 cm，相比小针刀要更加细小，形如针灸针，但末端扁
平带刃；无菌棉球或无菌纱布；碘伏、酒精或安尔碘；无菌敷
料（输液贴）。

2. 操作规程 （以膝骨关节炎为例）

铍针操作包括以下几个程序：定位、消毒、定向、进针、松解、出针。

（1）定位：患者取仰卧位，膝关节伸直；术者对膝关节进行详细触诊，与患者反复确认关节周围的明确痛点或筋结，用指端压痕做十字标记并作为进针点（图1）。

（2）消毒：用安尔碘、碘伏或酒精对进针点进行3次常规消毒，消毒范围以进针点为中心，直径应大约5 cm（图2）。

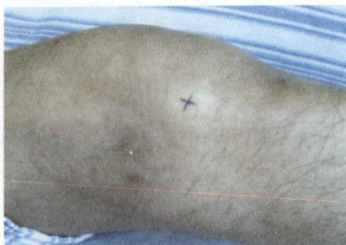 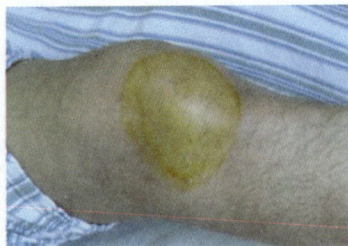

图1　铍针定位　　　　　　　图2　常规消毒

（3）定向：使铍针远端刀口线和局部血管、神经及肌肉纤维走向平行，将铍针针刃接近于进针点上（图3）。

（4）进针：术者一手拇、示指捏住针柄，另一手拇、示指用无菌棉球或无菌纱布块捏住针体（注意：施术者任何部位均不可直接碰触针体，否则应及时更换新的铍针），使针尖对准皮肤十字压痕的中心，针体垂直于操作部位，双手骤然向下，迅速刺破皮肤进针，体会针刃到达皮下筋膜层的感觉（图4）。

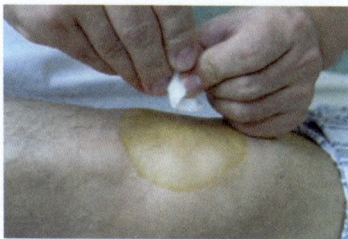
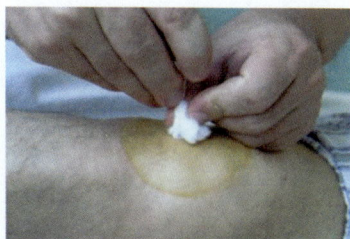

图 3　铍针定向　　　　　　　图 4　铍针进针

（5）松解：针刃进入皮下到达筋膜后，沿经筋走行方向或在筋结部位予以一点线式或多点式或扇形减张。进针深度以刺破张力增高区和正常区交界处为宜，松解 3~6 针，具体可视病情而定。病程较长，肌筋膜肥厚严重且肌张力较高的患者，可行线式松解，沿一个方向松解形成一条长 0.5~0.7 cm 的筋膜裂隙。松解是整个治疗的关键步骤，松解的层次始终是在筋膜层，松解过程中一般会产生"咔咔"的声音（图 5）。

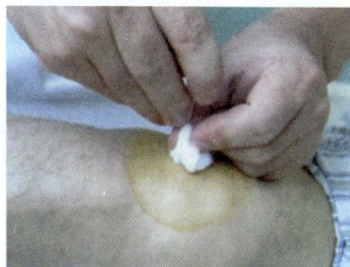

图 5　铍针松解

（6）出针：松解后出针，及时用无菌棉球或无菌纱布块按住刀口 2~3 分钟，观察无明显渗血后固定无菌敷料，24 小时内需保持敷料干燥、清洁（图 6、图 7）。

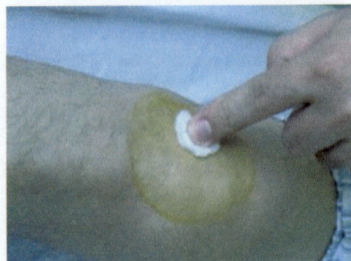

图 6　出针后按压止血

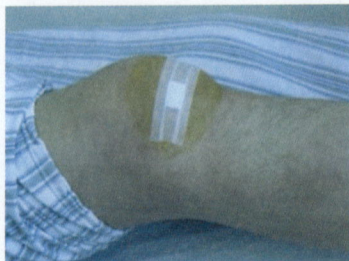

图 7　固定无菌敷料

第二章　上肢病症

第一节　肩关节周围炎

一、典型病例

患者女性，55 岁，主因"右肩关节疼痛伴活动受限 1 个月余"就诊。患者 1 个月前受寒后逐步出现右肩关节疼痛，疼痛初为阵发性，随后逐渐加剧至持续性，严重时呈刀割样痛，昼轻夜重。刚开始肩关节活动轻度受限，以外展、外旋位最为明显；随后肩关节各方向的主动及被动活动越来越受限，以外展、上举、内旋、外旋更为明显，活动范围减少约 1/2，梳头、洗脸、穿衣、叉腰、如厕等动作均难以完成。

查体：肩关节周围可触到明显的压痛点，压痛点在肱二头肌长头腱沟、肩峰下滑囊、喙突、冈上肌附着点等处。肩关节主动及被动活动均受限，被动活动度：外展 70°，前屈上举 100°，后伸 10°，体侧外旋 10°，内旋拇指触及对侧臀部。

右肩关节正位、Y 位 X 线检查：右肩关节肱骨大结节硬化，Ⅱ型肩峰，肩峰下间隙变窄，肩锁关节关节端轻度增生等。肩关节退行性改变。

结合患者症状、体征及影像学检查，诊断为肩关节周围炎。

二、概述

肩关节周围炎又称"冻结肩""粘连性关节囊炎""肩凝症""五十肩""漏肩风"等，是由于各种急、慢性损伤或退行性改变，导致肩关节周围的肌肉、韧带、滑膜囊和关节囊等软组织发生慢性无菌性炎症，从而导致的以肩部疼痛和功能活动障碍为主要临床表现的疾病。多发于50岁左右的中老年人群，女性发病率略高于男性，多见于缺乏肩关节功能活动者。

肩关节运动是肩锁关节、胸锁关节、肩胛骨三者协调运动的结果。手上举做肩外展动作时，肩胛骨会同时做上转动作，这种协调运动称为肩肱节律，即生理情况下肩关节前屈及外展时，肩胛骨和肱骨有规律地同时运动。肩关节周围炎患者由于盂肱关节粘连，关节活动度减少，从而出现肩肱节律的变化。

肩关节周围炎是临床常见疾病，关节的功能受限尤其是内旋受限是临床常见的难题。赵勇教授一般采取铍针联合手法治疗的方案，早期患者还可以结合痛点封闭、液压扩张疗法等。

三、从筋论治

（一）查找筋结点

本团队从临床观察中发现肩关节周围炎患者最多发的疼痛

部位有喙突、肱骨小结节、结节间沟、大结节点、肩峰下滑囊、冈下肌起点、小圆肌起点、大圆肌起点等。从中医经筋的角度来说，手三阴经筋、手三阳经筋及足太阳经筋支脉皆通过肩背及胸部，从肩周前、后、左、右包绕肩关节周围韧带、肌肉和肩关节囊。因此，可沿诸经筋分布路线，以线为纲，循筋摸结。

（1）沿手太阳经筋，在肩胛骨下角与腋窝之间的连线上，大、小圆肌起点处常可触及筋结点。在肱骨内侧与肩胛骨外缘间，相当于肩贞的位置可触及硬结及压痛点。

（2）沿手少阳经筋，在三角肌中束起点（肩峰处）及肩峰后部肩髎附近常可触及痛性筋结点，在冈下肌肌腹相当于天宗处可有筋结点。三角肌肌束向下，止于肱骨外侧面的三角肌粗隆处，是常见的筋结点。

（3）沿手阳明经筋，触摸肩前三角肌前束，在肩峰前内侧（即肩髃）常可触及痛性结节。沿手阳明之脉向后，在冈上窝处（秉风）可触及筋结点。

（4）沿手太阴经筋，在肩前内侧、喙突处可触及痛性结节，触摸肱骨结节间沟处，可有条索样硬结及痛点，在肱骨大结节嵴及胸大肌腱下囊肿处（天府）可触及痛性条索及结节。

综上，肩关节周围炎患者常见的筋结点如下：①肩峰最高点（相当于肩髃）的压痛点和异常改变处；②肩后方（相当于肩髎）的压痛点和异常改变处；③肩前方（相当于中府、云门外侧）的压痛点和异常改变处；④结节间沟的压痛点和异常改变处；⑤喙突（相当于中府、云门之间）的压痛点和异常改变处；⑥冈上肌（相当于曲垣、秉风）的压痛点和异常改变处；⑦冈下肌（相当于天宗、臑俞）的压痛点和异常改变处。

（二）解结止痛

1. 铍针松解治疗

（1）定位：嘱患者取坐位，患肢自然下垂，或根据筋结点的部位采取不同的姿势，如要治疗关节前方筋结点可让患者取屈肘肩外旋位，治疗肩后方筋结点可采取肩外展或手搭对侧肩部的体位。明确定位点后，用指端压痕做十字标记并作为进针点，注意十字压痕的交叉点对准压痛点的中心。

（2）操作：常规消毒定位点，医者一手拇、示指捏住针柄，使针尖对准皮肤十字压痕的中心，双手骤然向下，使针刃垂直进针。进针后针刃穿过皮下到达筋膜，沿经筋走行进行一点线式、多点式或扇形减张。进针深度以刺破张力增高区和正常区交界处为宜，松解3~6针。松解后出针，用无菌棉球或无菌纱布按压局部，如无出血则用无菌敷料覆盖；如有出血则按压2~3分钟后再用无菌敷料覆盖。24小时内保持敷料干燥、清洁。每次可治疗多个筋结点，一般2~3个，选择让患者最感疼痛的点。

（3）针法心得：铍针松解针对的是关节外组织存在的筋

结点，这些筋结点部分表现为肌肉紧张挛缩的条索状结构，也可能是肌腱或韧带的起止点。如果是关节内组织粘连或损害所导致的，则适用关节腔内注射疗法；如继发于颈椎、上臂病症，则在治疗肩关节病症的同时积极治疗原发病。

在松解时，应避免对局部造成损伤。如前方结节间沟只需在肌腱的浅层腱鞘部位进行松解，不可直达骨面，以免对肱二头肌腱造成损伤；在外侧肩峰部位松解不可突破滑囊到达冈上肌部位，以免造成冈上肌的损伤；在三角肌松解时应避开肩峰远端 5 cm 水平；后方松解时如在肩胛骨范围内则相对安全；腋窝部位松解时进针不可过深，防止对腋窝的臂丛神经造成损害。操作过程中如患者有刺痛或触电感，应立即停止刺入，将针提至浅层并改变方向操作，避免损伤血管及神经。

肩峰下间隙是容易发生疼痛的重要部位，由于肩峰的增生容易造成与冈上肌的撞击，出现肩关节疼痛，因此该处松解的重点是冈上肌腱和肩峰之间的肩峰下滑囊处，不可向内向下以免造成冈上肌的损伤。触诊阳性痛点处以进行定位，铍针纵行进针，与皮肤保持垂直，逐层松解至骨面，调整针的方向至肩峰下间隙，松解肩峰下滑囊数下。

喙突部位是疼痛的多发部位，在喙突附近操作时，可用拇指或示指端触及喙突，并将其按住，将铍针从手指边缘垂直刺入皮肤，直达喙突骨面，在喙突尖松解数下后调整方向并向外举针松解，不宜向内，避免损伤臂丛神经及锁骨下动静脉。在喙突部位松解时不宜深刺，防止刺入胸腔。

2. 手法治疗

本手法操作步骤包括放松手法、对抗性牵引松动、整体性牵伸、肩胛骨旋转、整理等（以患者右侧为例）。手法治疗应该是整体性的松解，故对于肩关节周围炎，不仅要关注肩关节，还要关注肩胛骨、肱二头肌和肱三头肌。

（1）放松手法：患者取坐位，医者站于患侧后方，采用揉法、滚法、拨法、拿法逐步放松肩部斜方肌和冈上肌、肩胛骨内外侧缘、肩关节前方喙突周围和肱二头肌、外侧三角肌、后侧的冈下肌和小圆肌、腋窝后侧及深层、肩胛下肌等，同时也对肱二头肌、肱三头肌肌腹及肘关节止点进行松解，时间5~10分钟，对肩胛骨周缘、肩关节后侧疼痛紧张部位应进行重点松解。

（2）对抗性牵引松动：保持患侧肩关节前屈、上肢平举，医者用左侧腋下夹持患者腕关节或前臂，左手握其肘部，右手放于患者锁骨前方及喙突，在向前方牵拉患者上肢时，嘱患者适当后仰对抗，以略感肩关节间隙被拉开为宜，连续重复10次左右。

（3）整体性牵伸：患者保持肩关节外展位，助手立于患者后侧，右手虎口张开从肩胛骨外侧缘、肩胛骨下角固定患者肩胛骨，左手示指、中指固定喙突，拇指固定住肩峰，医者将患肩保持外展位，右手握患侧上臂远端，左手固定上臂近端，保持患肢屈肘肩关节内旋位，在该姿势下进行牵引放松的动作，连续重复 10 次左右。

（4）肩胛骨旋转：医者站于患者患侧后方，双手虎口张开，分别固定肩胛骨上缘及下角部位，逐步加力顺时针旋转肩胛骨，逐步增大旋转角度，连续重复 10 次左右。

（5）整理：捏揉肩部、肩胛骨、上臂部位数遍，左手扶于肩关节上方，右手握其肘部，保持患者肘关节屈曲位，在肩关节水平位内收、内旋方向上以患者可忍受的最大幅度活动肩关节数次。

四、按语

肩关节疼痛是患者在临床中非常常见的症状，引起肩关节疼痛的疾病非常多，肩关节周围炎只是其中之一，临床中很多患者的肩关节疼痛被诊断为肩关节周围炎，赵勇教授主张用"冻结肩"这一诊断，以区分其他疾病，诸如肩袖损伤、肌腱炎等。冻结肩在临床中多被认为是一种自限性疾病，但患者经历由疼痛到僵硬再到缓解的过程是痛苦的，并且很多冻结肩患者疼痛缓解后仍会存在内旋受限（无法后背手）的情况，所以对于冻结肩，还是要积极地进行治疗。

针对冻结肩，我们在关注盂肱关节时，不能忽视肩胛骨在肩关节活动中的作用，更要看到导致肩胛骨活动受限的因素有哪些，肩胛骨周围的肩胛提肌、菱形肌、前锯肌、胸小肌等发生的疼痛、痉挛、短缩等均会导致肩胛骨的位置发生改变，进而导致肩胛骨无法完成正常活动，表现为肩关节功能受限，那么我们只有在治疗前对患者进行详细的查体，分析导致肩关节功能活动受限的根本因素，才能对患者采取根本和彻底的治疗。

另外，我们常规所选择的治疗点多以肌腱或韧带的起止点为主，但是临床中很多患者在肌腹部位也存在疼痛点或紧张点，可参照肌筋膜触发点的位置对这些点进行定位。由于这些点的牵涉痛可以导致肩关节的广泛疼痛，因此在用铍针或手法治疗时也要做到对这些点的松解治疗。

总之，参与肩关节活动的组织结构较为复杂，引起肩关节疼痛和活动受限的因素也比较多，在面对冻结肩患者时也要关注关节外的软组织因素，这样才能实现对患者的全面治疗。

第二节　肱二头肌长头腱鞘炎

一、典型病例

患者女性，50 岁，主因"右肩关节疼痛伴活动受限 2 周"就诊。患者 2 周前因肩关节多次外展和上举后逐步出现右肩关节前方疼痛，以外展、后伸及旋转时为重，不能取患侧卧位，穿、脱衣服困难，患侧手不能触及对侧肩胛下角。疼痛不时向上臂前外侧放射，夜间加剧，肩部活动后加重，休息后好转。

查体：肩关节前方可触到明显的压痛点，在肱二头肌长头腱沟部位进行横向拨动可引起明显的疼痛，而肩峰下滑囊、喙突、冈上肌附着点等处压痛较轻或无明显压痛。Speed's Test、Yergason Test 等阳性。患肢后伸，手指尖向背部肩胛骨触摸，正常时可触及肩胛下角以上，此为正常肩关节后伸、内旋活动范围，该患者此活动明显受限。

影像学检查：X 线片示肱骨结节间沟变浅、狭窄，沟底或侧面有骨赘形成；MRI 示肱二头肌长头腱鞘周围可见积液存在。

结合患者症状、体征及影像学检查，诊断为肱二头肌长头腱鞘炎。

肱二头肌长头腱鞘炎是导致肩关节疼痛的主要病症，该病症痛点明确，是铍针治疗的典型适应证。

二、概述

肱二头肌的长头起自盂上结节，在肱骨结节间沟与肱横韧带形成的骨纤维管道中通过，向下跨过肱骨头，然后与短头合并，形成肱二头肌的肌腹。其主要作用是使肩关节前屈、前臂旋后以及肘关节屈曲。肱二头肌长头鞘炎，又称为肱二头肌长头腱损伤，是指在盂肱关节活动时，肱二头肌长头腱在肱骨结节间沟内摩擦，肌腱出现退行性改变，腱鞘充血、水肿、粘连、纤维化及增厚，从而导致肱二头肌长头腱在腱鞘内的滑动功能发生障碍，引起以肱骨结间沟处疼痛、压痛和肩关节活动受限为主要表现的炎症性疾病。

该病症应主要与肩关节周围炎和肱二头肌长头腱滑脱相鉴别。肱二头肌长头腱鞘炎多数情况下只是肩关节周围炎病症的一部分，单纯的肱二头肌长头腱鞘炎临床中较为少见，多合并有其他部位损伤，所以面对此病症时应注意是否合并其他病症，并予以相应治疗。本病与肩关节周围炎的主要鉴别点是压痛点的位置、功能活动的受限情况和特殊检查。肩关节周围炎表现为肩部有多个压痛点，盂肱关节的主动和被动运动存在两个及以上方向的功能障碍。需要注意的是，肱二头肌长头腱鞘炎迟治、误治或久治不愈容易出现疼痛范围变大，肌肉轻度萎缩，肩关节活动度变小，甚至失去活动度，合并肩关节周围炎。本病与肱二头肌长头腱滑脱的主要鉴别点在于触诊上的区别，后者一般在结节间沟可触及异常凹陷，摸不到正常的肱二头肌长头腱，患者屈肘及前臂内外旋时，可在肱骨小结节内侧处触及滑动的肌腱（即有异常隆凸），肩关节外展运动出现明显障碍。

三、从筋论治

（一）查找筋结点

肩前侧结节间沟部筋结点即肱二头肌长头腱在肩部的走行

部位。此处一般是肱二头肌长头腱鞘炎的主要疼痛部位，当此处的筋结点形成时，触摸常有明显的隆起、厚韧的感觉，按压时有明显的疼痛感。有时可触及条索样隆起。

（二）解结止痛

1. 铍针松解治疗

（1）定位：肱二头肌长头腱鞘炎的筋结点多位于盂肱关节前面，特别是结节间沟附近肱二头肌长头腱走行的部位。明确定位点后，用指端压痕做十字标记并作为进针点，注意十字压痕的交叉点对准压痛点的中心。铍针治疗肱二头肌长头腱鞘炎时应先定位肱骨大结节和肱骨小结节，然后定位结节间沟。肱骨大结节位于肱骨头外侧，是正对肩峰之下的骨性突起。肱骨小结节位于肩峰的前内侧，是扪之清楚而突出的骨突。当上肢在正常解剖位置（中立位）时，肱骨小结节位于正前方，在喙突的外侧下方约 3 cm 处，当内、外旋转肱骨时可触及。大、小结节之间即为结节间沟。

（2）操作：让患者取肘屈上臂外旋位，肱二头肌长头腱鞘可明显显露出来。常规消毒进针点，以针体垂直皮肤平面快速进针，刺入皮肤、皮下组织、三角肌，达结节间沟上的肱横韧带后进行纵向松解，如有质韧结节，应作纵向松解剥离，在此过程中一定要记住只能纵向松解，不可横向松解，以避免切断肌腱组织。所以在松解过程中应注意针刃的方向和肌腱相平行，避免将针尖深入至骨面，造成对肌腱的损伤。进针深度以刺破腱鞘为宜，不宜过深，避免损伤肌腱，松解范围沿腱鞘走行，松解数下就可以。松解后出针，用无菌棉球或无菌纱布块按住局部 2～3 分钟，外敷无菌敷料，并让肘关节屈伸数下，测试肌腱是否出现损伤。24 小时内保持敷料干燥、清洁。一般情况下每次都针对疼痛最为严重的位置进行松解治疗。

（3）针法心得：该病一般痛点比较明确，进针点可多选几个，松解、剥离彻底方能奏效。需要注意的是松解的深度和方向。针刺时注意以松解紧张肥厚的腱鞘为主，不宜过深，避免损伤肌腱。在整个操作过程中，必须始终使刀口线与肌腱纤维的走行保持一致，绝对禁止横行或斜行切伤肌腱。

2. 手法治疗

手法治疗不只是针对局部痛点进行弹拨，而应对肩关节甚至上臂远端都进行放松，尤其是对筋结点部位做到牵伸和弹拨。一般手法治疗包括以下几步。

（1）放松肩部：患者取坐位或者侧卧位（患侧朝上），医者立于患侧，便于操作。在患肢轻度被动外展位（可采用腋下垫枕）下，医者交替施以掌揉、拿揉、搓擦等手法，以患者感觉局部温热为度。

（2）弹拨筋结：以从轻到重的指揉或弹拨手法按揉弹拨肱二头肌长头腱走行部位的筋结，也可以在秉风、颈部夹脊、肩井、侠白、缺盆、臂臑等处寻找潜在压痛点进行弹拨，在点揉和弹拨手法之后，可配合局部的拿揉、掌揉、搓擦等手法。

若压痛点位于上臂远端，离肘关节较近时需要注意勿过度用力弹拨，肱二头肌部位皮肤可借助按摩油搓擦揉捋。

（3）运动关节：医者施力使患者被动地进行肩部前伸、上举、外展、内收、旋转等运动。

四、按语

肱二头肌长头腱鞘炎以局部疼痛为特点，所以临床中更多采用的是局部封闭、外用消炎止痛药物等治疗方法。导致肩关节前方肱二头肌长头腱部位疼痛的因素很多，如肱二头肌本身的劳损或其他损害。这些损害会使肱二头肌整体偏紧张，从而导致局部的疼痛，那么这种情况就应该积极处理整个肱二头肌的张力和协调性，对肌腹部位出现的筋结点应给予相应松解，来达到缓解疼痛的目的。

第三节　肱骨外上髁炎

一、典型病例

患者男性，30 岁，主因"左肘部疼痛伴活动受限 1 周"就诊。患者 1 周前劳累后出现左肘关节外侧疼痛，疼痛呈持续进行性加重，疼痛可放射至前臂外侧。无法手持重物或做拧毛巾动作等。

查体：肱骨外上髁后外侧、肱桡关节间隙、桡骨头及桡骨颈外缘有明显的压痛点，前臂上段桡侧的筋肉组织轻度肿胀、压痛或僵硬。肱骨外上髁炎试验（Mill 征）阳性。

结合患者症状、体征，诊断为肱骨外上髁炎。

肱骨外上髁炎主要是由于前臂反复旋转或腕部屈伸运动过多，前臂伸肌群在肱骨外上髁部的附着处受到反复牵拉，引起伸肌腱附着点发生慢性损伤。本病主要是由前臂伸肌腱在肱骨外上髁附着点的撕裂、肱骨外上髁骨膜炎、肱桡滑囊炎，或肱桡关节滑膜嵌顿、支配伸肌的神经分支的创伤性炎症、桡骨环状韧带变性等一系列复杂的病理变化所引起的。从疾病的发生机制来看，导致肘关节外侧疼痛的原因还是比较复杂的，赵勇教授提出一般肱骨外上髁疼痛只是肱骨外上髁炎的一部分，在认识疾病时不应忽略肱桡滑囊炎，或者是肱桡关节滑膜嵌顿，而这些病症在治疗时有一定的差异，只有认真区别和对待才能获得良好的临床疗效。

二、概述

肱骨外上髁炎，又称"网球肘"，是一种肘关节外侧、肱骨外上髁部局限性疼痛，并影响到伸腕和前臂旋转功能的急慢性、劳损性疾病。网球运动员易患本病，家庭妇女、木工、钳工等前臂劳动强度较大的工作者亦多患本病。本病多发于人体右侧。

从解剖上看，肱骨外上髁主要附着的软组织为伸肌总腱，该腱连接着桡侧腕短伸肌、尺侧腕伸肌、指总伸肌以及小指固有伸肌。在外上髁上方的外上髁嵴处还有肱桡肌、桡侧腕长伸肌附着，而在外上髁的背侧还有旋后肌与肘肌附着。在临床中我们一般认为急性或慢性劳损导致的附着点的撕裂并继发的炎症反应使局部产生疼痛。但这一原因不能够真正解释肘关节外侧的疼痛。从触诊压痛点来看，肱骨外上髁、肱骨外侧髁上嵴、肱桡肌与桡侧伸肌群的肌腹会存在压痛，有时肱桡关节周围、桡骨头、桡骨颈、上臂外侧肌间隔等许多部位也会有痛点存在。与肘关节外侧相关的肌肉较多，某一或某一组肌肉的过度使用可使疼痛原发于局部，也可因前臂的代偿使用继现局部疼痛。当肱骨的旋转功能出现障碍时，手的功能位发生改变，则需要前臂的过度旋转来进行代偿以帮助完成日常动作，这样就会导致具有旋转功能的肌肉被过度使用而发生劳损，出现肘关节部位的疼痛。进一步来说，凡是能够影响肱骨旋转的肌肉均可能是导致肘关节外侧疼痛的原因。

根据上述局部解剖结构可以知道，主要压痛点可能出现在下列部位（表1）。

表1　肱骨外上髁炎压痛点及其对应结构

压痛点	对应结构
肱骨外上髁	伸肌总腱
肱骨外侧髁上嵴	桡侧伸肌群、肱桡肌、上臂外侧肌间隔

压痛点	对应结构
肱骨外上髁背侧	肘肌、旋后肌
肱桡关节间隙（背侧）	关节囊、滑膜皱襞
桡骨头、桡骨颈	桡骨环状韧带、旋后肌
尺骨鹰嘴	肱三头肌腱、肘肌
尺骨冠状突	肱肌
桡骨粗隆	肱二头肌腱
伸肌肌腹	肌腹筋结点（触发点）

三、从筋论治

（一）查找筋结点

（1）肱骨外上髁筋结点：位于前臂伸肌总腱的起始部位。此部位一般是肱骨外上髁炎的主要筋结点，循摸此处软组织时，常有明显的高、厚、硬感，按压时有明显的疼痛感。在触摸此处后进行横向弹拨，可更加准确地触及异常紧张的筋结点。

（2）肱桡关节筋结点：位于肘关节外侧的肱桡关节间隙，对于疼痛反复发作者，此处容易有明确的压痛，有厚、硬的触感，如果旋转前臂，手下可感知到桡骨头上方的活动痛，压痛常会较为剧烈。

（3）手三里筋结点：即在手三里附近触及的明确筋结点，也是肱骨外上髁炎常会出现的筋结点。此处为伸肌肌群的肌腹部位，因此，循摸此处常有明显的结节或条索感，按压时会引起明显的疼痛。根据损伤累及肌肉的不同，筋结点的具体位置会有一定差异，查找筋结点时应仔细。

（二）解结止痛

1. 铍针松解治疗

（1）定位：一般主要在患者主诉疼痛区域寻找经筋病灶点（即筋结点）。肱骨外上髁炎的经筋病灶点多位于前臂伸肌总腱的起始部位。其次，在肱桡关节间隙、伸肌肌群的肌腹部位的手三里附近也可寻找到经筋病灶点。明确定位点后，用指端压痕做十字标记并作为进针点，注意十字的交叉点对准压痛点的中心。

（2）操作：常规消毒进针点，以针体垂直皮肤平面进针，到达骨面后再稍退出进行松解。该部位位置表浅，很容易到达骨面，而软组织筋结部位位于骨面的浅层。进针深度以刺破局部硬结为宜，也可对骨面的组织结构进行松解和铲剥、分离。当筋结点位于肘关节远端时则要注意进针深度，如有肱桡关节囊绞索等情况可针刺到达关节间隙后进行松解。松解后出针，用无菌棉球或无菌纱布块按住局部 2～3 分钟，外敷无菌敷料，24 小时内保持敷料干燥、清洁。

（3）针法心得：前臂伸肌总腱起始部的经筋病灶点，部分为肥厚肌筋膜，部分为皮下骨面，如疼痛在皮下浅层的骨面部位则应进针并触及骨面后再稍退出进行松解，而肱骨外上髁前方或远端的痛点的肌筋膜多肥厚，松解时针刺的力度和方向应根据针下硬度的变化而进行调整，松解要充分。伸肌肌群肌腹的手三里部位多有结节或条索感，肌筋膜张力一般较高，在进行松解时可使用较细的针具，以减少损伤，在松解过程中会出现局部酸胀甚至肌肉弹跳抽搐的反应，这些感觉和反应因筋结点所处肌肉的不同而有些差异。

另外，在松解时要注意方向的准确性和对深度的控制，特别要注意松解时针刃不要朝向桡骨头远端方向，避免损伤桡神经，在操作过程中应控制进针的速度，进入皮下后应缓慢进针，如患者出现向前臂远端的放射性疼痛或窜麻症状，应及时停止，退出后再调整进针的方向。

2. 手法治疗

经筋手法治疗能够对筋结点进行松解，相对于铍针治疗，具有从点和面相结合治疗的优势。此手法主要包括以下几点。

（1）放松臂肘：患者取坐位，医者立于患侧，医者自上而下捏拿患肢上臂及前臂部肌肉 3～5 遍，然后用小鱼际掖揉前臂伸腕肌及肱骨外上髁部 2～3 分钟。

（2）按揉弹拨痛点：医者以拇指沿患肢前臂伸肌群走行方向在肱骨外上髁前上部及前臂桡侧按揉弹拨 1～2 分钟，重点是前臂伸肌总腱起点及手三里附近的腕伸肌肌腹部。

（3）运动关节：医者用一手托握患肢肘部，拇指按压痛点，另一手握拿其腕部，沿顺、逆时针方向各做摇法 3～5 遍，然后将患肘屈曲，前臂充分内旋，肘后伸，待肘关节将伸直时在牵引下迅速外旋前臂，使肘过伸，同时托肘之手用力顶推，听到"咯吱"声则表明肱桡关节滑膜嵌顿解除。

（4）整理放松：医者用鱼际或掌部摩擦患肢前臂背侧至肘部，以透热感为度，最后搓上肢结束。

四、按语

肱骨外上髁炎的治疗方法很多，包括疼痛剧烈时用复方倍他米松注射液或曲安奈德注射液等药物加盐酸利多卡因注射液局部痛点封闭治疗，或冲击波治疗，以及外用活血通络药物等治疗。对于肱骨外上髁炎，我们不应简单地理解为局部劳损、炎症、损伤等，很多情况下炎症还会累及颈椎、肩胸、手腕等部位，只要是能够引起肱骨、肱桡关节之间的位置发生改变，附着于肱骨外上髁的肌肉发生异常应力，就可能会引起疼痛。因此，我们要从整体上认识和分析本病，在对肱骨外上髁痛点进行局部治疗的同时，应对远近端的结构进行触诊和松解治疗，力求做到标本兼治。

第四节　肱骨内上髁炎

一、典型病例

患者女性，53 岁，主因"右肘部疼痛伴活动受限 2 周"

就诊。患者于 2 周前劳累后出现右肘关节内侧疼痛，以肱骨内上髁处及其周围酸痛不适为主，逐渐发展为持续性疼痛，并向前臂掌侧扩散，前臂旋前、主动屈腕时疼痛加剧。劳累及阴雨天症状加重，休息后减轻。

查体：肘内侧轻微肿胀，可触及条索状硬性筋结，肱骨内上髁部有明显压痛，尺侧腕屈肌及指浅屈肌有广泛压痛。屈腕抗阻力试验阳性。

结合患者症状、体征，诊断为肱骨内上髁炎。向患者告知目前病情无需进行影像学检查，因为一般影像学检查多提示无明显异常，如经治疗后无效再考虑进一步相应检查。

二、概述

肱骨内上髁炎，又称"高尔夫球肘"，是由急性损伤或慢性劳损造成肱骨内上髁肌腱附着处的无菌性炎症，是以前臂屈肌总腱的起始部位疼痛为主症的一种筋伤疾病。凡能使前臂旋前和屈腕的工种都易发生此病。肱骨内上髁炎的病因多为慢性劳损，部分患者因外伤或感受风寒湿邪导致。另外，肱骨内上髁对穿出前臂屈肌总腱的血管、神经束的挤压，以及对尺神经皮支的挤压亦是不可忽视的发病原因。所以对于肱骨内上髁炎不能只是一味地进行局部封闭治疗，对受挤压部位进行适当的松解才能从根本上治疗此病症。

三、从筋论治

（一）查找筋结点

（1）肱骨内上髁筋结点：即前臂屈肌总腱的起始部位。此部位一般是肱骨内上髁炎的主要经筋病灶点，此处查找时一般都很容易触及硬性的骨性结构，也多伴有压痛，骨性结构为肱骨内上髁，骨性结构的前下方也是疼痛容易出现的部位。循摸此处软组织时多会有高、厚、硬感，按压时有明显的疼痛感，进行横向弹拨时偶有硬性结节。

（2）前臂屈肌肌腹部筋结点：检查完肱骨内上髁后逐步向远端进行按压和弹拨，在前臂屈肌肌腹部也可发现硬性经筋病灶点。触诊此处时常有明显的结节或条索感，按压时伴有明显的疼痛或酸胀感。根据劳损累及肌肉的不同，经筋病灶点的具体位置会有一定差异，循筋摸结时应仔细寻找，感受手下的触觉。

（3）旋前圆肌肌腹部筋结点：旋前圆肌肌腹部的筋结点也常会与肱骨内上髁炎的疼痛有关。因其压痛点较深，常不易寻找。

（二）解结止痛

1. 铍针松解治疗

（1）定位：可让患者肩稍外展，肘关节屈曲，前臂旋后，有助于暴露筋结点。肱骨内上髁炎的筋结点多位于前臂屈肌群的起始部位，其次是前臂屈肌肌腹部。明确定位点后，用指端压痕做十字标记并作为进针点，注意十字的交叉点对准压痛点的中心。

（2）操作：常规消毒进针点，针体垂直皮肤平面进针，并到达筋膜层。沿肌筋膜走行进行一点线式或扇形减张。进针深度以刺破张力增高区和正常区交界处为宜，松解 3~6 针。松解后出针，用无菌棉球或无菌纱布块按住局部 2~3 分钟，外敷无菌敷料，24 小时内保持敷料干燥、清洁。每次可寻找 1~3 个痛点进行铍针治疗。

（3）针法心得：前臂屈肌起始部筋结点的肌筋膜多肥厚，应力较大，又因为处于肘内侧，疼痛感会更加明显，因此松解时刺破筋膜层的力度以及松解范围应根据针下感觉、患者的反馈及时调整。注意松解时针刃不要偏向尺神经沟方向，避免损伤尺神经，可以随时询问患者是否有向小指窜麻的感觉。

2. 手法治疗

（1）放松前臂：患者取坐位，医者坐于患侧，医者以手掌自下而上推患肢前臂掌侧面 5~7 遍，而后在肱骨内上髁及前臂尺侧施以㨰法及拇指揉法 3~5 分钟。

（2）点拨腧穴：医者以拇指按压患侧缺盆半分钟，中指拨极泉，而后点揉少海、手三里 1~2 分钟，同时配合患者进行腕部被动屈伸活动。

（3）揉拨痛点：医者以拇指揉患肢肘关节内侧痛点 1~2

分钟，然后弹拨肱骨内上髁周围筋结 5~7 遍。

（4）摇转屈伸：患肢旋后位，掌心向上；医者用一手托握肘部，拇指按于肘内侧痛点，另一手握患肢腕部，两手协同做肘关节顺、逆时针方向的摇法 3~5 遍；然后使患肢旋前屈肘，随即旋后伸肘，重复 5~7 遍；最后，在肘关节过伸位推理该处肌腱数遍。

四、按语

本病的病理与肱骨外上髁炎的病理相似，多为劳损后出现局部纤维撕裂、渗血，产生粘连。有研究认为肱二头肌腱膜向尺侧移行经过内上髁处，而肱二头肌工作劳动强度大而且频繁，故当肱二头肌发生劳损时会牵动腱膜及腱膜周围的腕屈肌，产生腕屈肌损伤的症状，这种情况下肱骨内上髁部位产生的疼痛可能是失代偿后出现的，所以我们发现肱骨内上髁炎后也应向上臂部位进行按压触诊。如在肱二头肌的肌腹、起点喙突部位发现紧张性筋结点也可进行铍针松解或手法治疗。对此病的分析应具有整体性，在临床中多进行观察和总结可积累诊疗经验。

第五节　狭窄性腱鞘炎

一、典型病例

患者女性，56 岁，主因"右手拇指关节疼痛伴弹响 3 周"就诊。患者于 3 周前无明显诱因出现右手拇指关节疼痛，屈伸活动时疼痛加重，逐步出现弹响，晨起症状明显，活动后好转，但仍伴有明显弹响，无法完全伸直，曾口服消炎镇痛药及接受物理治疗，后疼痛稍缓解，但弹响及活动受限未好转。

查体：右手拇指呈屈曲状，于第 1 掌指关节掌侧横纹处可触及一硬结，有压痛，屈伸活动时手下可感到肌腱滑动到某一位置后卡顿，用力伸直时伴有弹响；肌力正常。

结合患者症状和体征，诊断为右手拇指拇长屈肌腱狭窄性腱鞘炎。

二、概述

狭窄性腱鞘炎可以发生于任何手指，以拇指最为多见，又称"弹响指""扳机指"。本病多发于中年女性和从事手工劳动者，特别是用手指经常做反复屈伸、握捏动作的人。狭窄性腱鞘炎的发病部位大多在手指掌侧指横纹处。

从解剖结构来看，拇指指根横纹与掌指关节相对；掌远侧横纹从第2指蹼达手掌尺侧缘，平对第3、4、5掌骨头，适于第3、4、5指活动，是屈指肌腱鞘的起始端。特别要注意的是2~5指根横纹在指蹼水平，相对应的是近节指骨中段，指根横纹不是掌指关节的部位，这个体表标志一定要注意。除了明确局部位置外，还要了解屈指肌腱的走行，各指掌面近侧横纹（指根横纹）中点与腕远侧横纹中点连线为2~5指肌腱的走行路线。这些解剖特点决定了在操作治疗时的松解点和松解的方向。

腱鞘对肌腱的约束、支持和滑车作用主要由纤维鞘层实现，这种骨纤维管结构还能增强屈指肌的拉力。在拇指，仅有拇长屈肌腱通过此隧道，其他手指则有指深屈肌腱、指浅屈肌腱通过。第3、4、5指骨的骨纤维管的近端位于远侧掌横纹，示指则位于掌中横纹下。拇指腱鞘滑车形态不规则，可见有两个滑车，每个滑车长4 mm，两个滑车间相距3 mm，滑车总长度约为11 mm。示指腱鞘滑车长度为16 mm，中指腱鞘滑车长度为25 mm，环指腱鞘滑车长度为26 mm，小指腱鞘滑车长度为15 mm。指屈肌腱位于掌指关节的中心，两侧为指掌侧固有神经及指掌侧固有动脉。对于局部解剖有深入理解，才能保证操作时的安全性并进行彻底的松解。

肌腱在滑车近侧缘或远侧缘长期摩擦后，腱鞘壁发生无菌性炎症，渗出、水肿、修复、粘连、瘢痕等一系列反应使病变处纤维鞘管增厚，形成环状狭窄，受压的肌腱呈局部隆起，形成结节样肿物或硬结，这也是触诊时结节样结构的物质基础。发病早期，手指屈伸时膨大的屈肌腱可勉强滑过鞘管的狭窄环，产生扳机样的弹响，可有明显的局部性压痛。严重时不能主动屈曲，或固定在屈曲位不能伸直。手指屈伸时结节处有弹跳感。我们触诊的结节多是肌腱膨大部位，这些部位不能松解，因为会造成肌腱损伤甚至断裂。我们治疗的对象应是阻碍肌腱滑动的腱鞘，而需要进行松解的腱鞘部位应根据手指屈伸活动的位置来判断。如果手指不能伸直，说明阻碍肌腱活动的腱鞘在膨大结节的远端；如果手指不能弯曲，说明阻碍肌腱活动的腱鞘在膨大结节的近端。

三、从筋论治

（一）查找筋结点

腱鞘炎患者的筋结点相对固定，易于查找。在手掌侧面、掌骨头部位的压痛区域沿着屈肌腱可以触摸到一粒绿豆大小的结节。用指腹部仔细摸按结节可发现，病程短者薄而中软，病程长者硬而厚韧。然后嘱患者屈伸患指，在此过程中医者可以感觉到在此结节下方，另有一结节在指腹下沿屈肌腱滑动，并感到弹响由此发出。

（二）解结止痛

1. 铍针松解治疗

（1）定位：患者取坐位，患手放在治疗台上，掌心向上，腕背部垫一软枕。医者首先触摸患者手掌掌侧、掌骨头部位，触摸并确定屈肌腱处的结节位置，用记号笔或龙胆紫标记。

（2）操作。

1）消毒：进行常规消毒，铺无菌洞巾。

2）局部麻醉：抽取 5 ml 1% 的盐酸利多卡因注射液，针头正对结节部位，或在其远近端，穿透皮肤，抵至硬性结节表面回抽无出血，缓慢注射利多卡因，并向远近端倾斜增加局部麻醉的范围，并退针至浅层注射少量药物，达到操作区域的麻醉效果即可。

3）松解：将直径为 1 mm 的铍针从结节处进针，使针刃与肌腱走行方向一致，刺入皮肤达腱鞘，在与肌腱平行的方向逐步进行纵向切割。这里要强调的是松解时应思考造成肌腱绞索的部位在结节的近端还是远端，从而有目的地进行松解。松解时针尖有突破感后向后稍退，再沿肌腱的走行进行逐点切割松解。松解时，听到"咔咔"的声音后将铍针退至皮下，刺破肥厚的腱鞘及滑车韧带即可，不要将针抵至骨面，抵至骨面则表明已经穿透肌腱，造成肌腱的损伤，更不要向两侧偏斜，以免损伤神经和血管。松解后让患者主动屈伸患指，无弹响及活动障碍后出针。

4）包扎：术后用无菌纱布按压 5 分钟，包扎 3 天，不限制手指关节的日常屈伸活动。3 天后去除纱布，如见伤口处愈合良好，无红肿等，则可正常活动。

（3）针法心得。

1）掌握治疗的时机。本操作为有创操作，目的是松解相对于肌腱来说较为狭窄的腱鞘，解决手指的弹响和绞锁症状，对于本病早期以手指屈伸时出现疼痛为主要症状者不适宜进行松解治疗。患者产生扳机样的动作及弹响，以及手指不能主动屈伸或固定于屈曲位者，才是本操作的适应证。

2）重视操作技巧。①操作时针刃不要切割膨大的肌腱，因为肌腱本身已经变性，容易断裂，再者，造成目前绞锁的原因是腱鞘相对狭窄，只有针对性地进行松解才能达到治疗目的。②操作时保证针刃在屈肌腱正中线上，在手掌侧肌腱的走向为从腕部向手指的扇形走向，所以治疗时针刃的方向不是与手指走行一致。另外，不要横行剥离，否则很可能伤及侧方的指神经和指动脉。③操作时针尖不要到达骨面，更不要像对其他部位一样进行铲剥。④一般通过数下松解多可达到目的，也可松解后进行手指的被动伸直，以让结节部位在活动过程中扩大仍有狭窄的腱鞘。

3）注意事项。①无菌原则：铍针属于有创操作，应严格掌握无菌原则，治疗后3天内用无菌纱布包扎，避免局部着水等，3天后去除纱布。②功能锻炼：治疗后手指可以正常屈伸活动，拿、握等动作不受限制，患指既不要一个姿势静止不动，也不要过度反复屈伸。手指避免做用力捏挤的动作。③定期复查：治疗后1周需门诊复查，观察局部肿胀、手指活动等情况。如伤口处愈合良好，建议平时尽量使用温热水清洗患处，注意手指保暖防寒。

2. 手法治疗

（1）放松手法：医者用滚法、按揉法等沿前臂屈肌群及前臂伸肌群往返放松数次。

（2）循经理筋：拇指屈肌腱鞘炎在大鱼际近端常有潜在压痛点，在按压此点的同时又按压腱鞘附近的痛点，疼痛会明显减轻或消失。此处按压时痛感较剧烈，在可耐受范围内按揉2~3分钟。部分患者在腕伸肌肌腹部（即手三里附近）也会有压痛感，按揉2~3分钟。其余四指屈肌腱鞘炎则可在前臂内侧屈肌肌腹部或腱腹联合部寻找潜在压痛点进行按揉。而对于患者主诉的腱鞘周围疼痛部位不做过多的按揉挤压，可以稍作搓擦手法。

（3）拔伸关节：对所累的关节做拔伸手法。在拔伸牵引的同时，对关节进行小幅度的屈伸旋转，使关节两端滑动、滚动，以使关节松动。

四、按语

赵勇教授治疗狭窄性腱鞘炎具有中医骨伤科特色，操作简单，疗效立竿见影。除了上面介绍的针法心得，在判断是否取得治疗效果时，当切割听到"咔咔"的声音后应将铍针退至皮下，令患者主动屈伸，若患指无弹响及扳机感、无运动障碍，则表明松解到位，不可再进行扩大松解，以免造成损伤。

治疗指屈肌腱鞘炎属于有创操作，应详细了解操作过程中及术后可能出现的问题，主要包括以下几个方面。①切割操作时听到"咔咔"的声音，但让患者主动屈伸时仍有弹响，多是切割不彻底或者定位欠准确，需要调整位置、充分松解，如患者屈曲仍有困难，则可让患者手指屈曲至绞锁的位置，针尖对准结节的近端进行松解，多可起到事半功倍的效果。②治疗后局部有肿胀是正常反应，如果局部出现明显的血肿，多是操作时手法粗暴或松解位置有误损伤血管，一般进行常规加压包扎即可，操作时针刃与肌腱走行平行多可避免此种情况。③操作时需要注射麻醉药物，轻微麻木的感觉一般 1～2 个小时就可恢复，如果麻木持续且加重，多是操作时手法粗暴，可能损伤了指神经，需要注意手法轻柔，不要侧切和横行剥离。④术后出现手指屈曲无力或不能屈伸，多可能是肌腱损伤，甚至肌腱断裂，可结合超声检查以明确情况，为避免损伤肌腱，操作时需始终牢记针刃的方向要与肌腱走行相一致。

第三章 下肢病症

第一节 臀上皮神经卡压综合征

一、典型病例

患者女性，63岁，主因"左臀部酸痛伴大腿后外侧疼痛2周"就诊。患者于2周前无明显诱因出现左臀部疼痛，逐步出现左大腿后外侧疼痛，局部酸胀明显，自觉疼痛部位深，疼痛区域模糊但不超过膝关节。时有臀部麻木感。疼痛尤其以坐起、弯腰或劳累后为重。休息后好转，久坐后疼痛明显，患侧常不能受压。

查体：腰部棘突间、棘突旁开部位压痛（-），叩击痛（-），L3横突、髂嵴中点及其下方压痛（+），按压时可有胀痛或麻木感，并向左大腿后方放射，直腿抬高试验及加强试验（-），"4"字试验（-）。臀上部无明显感觉减退或过敏现象，髋关节外展、外旋、内旋无明显受限，肌力正常。

腰椎MRI：腰椎退行性改变，椎间隙轻度变窄，L5～S1椎间盘轻度突出。

综合患者的症状、体征及相关检查，诊断为臀上皮神经卡压综合征。

赵勇教授认为，针对臀上皮神经卡压综合征，首先应做好诊断和鉴别诊断。其与腰椎间盘突出症的鉴别在于，腰椎间盘突出症有明确的疼痛或麻木的神经分布范围，腰部也多有疼痛、压痛等症状，直腿抬高试验阳性。面对臀部的酸痛症状应想到臀上皮神经卡压综合征，本病也是铍针松解治疗的典型疾病之一。

二、概述

臀上皮神经卡压综合征，又称臀上皮神经炎，是由于臀上皮神经在穿过髂嵴部位受到卡压所产生的以腰臀部弥散性疼痛、感觉异常，并向臀部及大腿后外侧放射为特征的一种疾病。臀上皮神经卡压是下腰和臀部疼痛的主要原因之一，研究表明在以腰臀腿部疼痛或单纯腿部疼痛症状为主诉的患者中，约有 10% 的患者的症状是由臀上皮神经卡压引起的。

臀上皮神经主要分内侧支、中间支和外侧支，其中内侧支和中间支最容易被卡压，内侧支过髂嵴，距后正中线 7~8 cm，距髂后上棘 6~7 cm，所以临床触诊时可通过后正中线和髂后上棘的体表标志来定位压痛点。

臀上皮神经卡压综合征属于中医的"经筋痹痛"范畴，经筋功能失常是导致痹证的重要原因，经筋痹痛的主要原因无外乎筋伤劳损，外邪侵筋，病机为经络阻塞，气血凝固，不通则痛，最终引起筋膜表面张力增高和筋膜代偿性增生肥厚。如果筋膜与肌肉、筋膜与皮下组织之间因损伤或炎症而存在粘连和瘢痕化，或筋膜本身和感觉神经粘连，则这种相对的位移就可以刺激或压迫感觉神经末梢，从而引起疼痛，或产生酸胀及其他异常感觉。而疼痛、酸胀等不良症状反过来又刺激肌肉，进一步加重压力，导致恶性循环。

三、从筋论治

（一）查找筋结点

查找臀上皮神经卡压综合征的筋结点时，要先定位髂后上棘，沿髂后上棘向外 6～7 cm，且后正中线向外 7～8 cm 可定位到压痛点，压痛点位于髂嵴中点下方约两横指，深部可触及条索状隆起，触压时患者感觉到酸胀、麻困、疼痛难忍，甚至沿臀、股后外侧放射。此点一般是铍针的主要治疗点。其特点是局部有骨性标识做参照，易于寻找，多位于深筋膜层，移动度小，不易变形。循摸时常有明显的结节或条索感，按压可引起明显的疼痛。

（二）解结止痛

1. 铍针松解治疗

（1）定位：针刺的部位在出臀点附近，深度以铍针穿透筋膜为宜，不必深达肌层，这样可以避免出血并减少术后反应。在出臀点附近可有结节、条索、包块、敏感压痛点、张力高峰区（局部张力最高的区域）等卡压反应点，进针点即为卡压处的筋结点。治疗目的是松解臀上皮神经在髂嵴附近所穿出深筋膜部位的筋膜，降低皮神经通过的周围筋膜张力和筋膜室内压力。

（2）操作。

1）进针：常规消毒进针点，术者一手拇、示指捏住针柄，使针尖对准压痛点十字压痕的中心，双手骤然向下，使针刃垂直进针。

2）松解：对筋膜层的松解采用点式松解。当铍针的尖端穿过深筋膜后，轻轻上提，将针退出筋膜至皮下，稍微改变进针角度，使刀口线与皮神经投影平行，感觉筋膜层的紧张，再穿过筋膜层，可如此重复3～5次，直至紧张的筋膜层被松开，然后将针提至皮下，局部压痛减轻或消失后出针。可进行单线松解或双线松解。

3）出针：完成松解以后，用持针的棉球或纱布块压住进针点，迅速将针拔出，持续按压进针点1～2分钟，防止出现血肿，同时询问患者的局部感觉，一般情况下，患者原有的疼痛都会减轻或消失。用无菌敷料敷盖进针点，保持敷料24小时内干燥清洁即可。每周治疗1次，一般治疗2～3次。

（3）针法心得。

1）关注部位：臀上皮神经卡压综合征针刺松解的部位在

出臀点附近。此部位多有结节、条索、包块、敏感压痛点、张力高峰区（局部张力最高的区域）等卡压反应点，这也就是进针点。

2）分清层次：注意针下层次，深度以铍针穿透筋膜为宜，不必深达肌层，过深则容易伤及肌肉而增加出血的风险，引起疼痛的加重。部分患者由于长期的慢性劳损，患处肌筋膜多肥厚严重且肌张力较高，刺破筋膜层的力度宜稍大，刺中有压，松解要充分。同时也要注意针刺方向为垂直于筋膜层。

2. 手法治疗

（1）局部放松：患者取俯卧位，医者立其一侧，采用㨰法、揉法、拿法等对患者的臀部进行整体放松，时间3~5分钟。

（2）揉推筋结点：以一指禅推法或指揉法揉推筋结点，如腰椎横突部位、髂嵴部位、髂腰韧带部位的筋结点等，这些部位常会有较为明显的压痛，随着揉推时间的延长，压痛会逐步减轻，之后再轻柔地揉推神经卡压部位的筋结点。

（3）牵拉：患者取仰卧位，患侧屈膝屈髋，医者双手环抱患者下肢，向远端牵拉，牵拉至极限后，稍发力向远端拉拽，以牵拉患侧髋关节，两侧交替操作一遍。再嘱患者双侧屈膝屈髋，两手抱膝，腰部前屈，上下滚动数次以放松腰部肌肉。

四、按语

臀上皮神经卡压综合征患者的主要卡压部位是髂嵴中后部

压痛点，臀上皮神经是由 L1～L3 脊神经后支的外侧支组成的皮肤分支群，从腰背部筋膜穿过后于髂嵴平面（大约相当于系腰带的水平）到达皮下，从皮下跨过髂嵴中部到达臀部，所以在治疗髂嵴的同时不要忽视第 3 腰椎横突部位的压痛点，此部位对脊神经的卡压可能也会造成臀部的酸胀疼痛。

另外，在松解过程中要注意操作的细节，刀口线与脊柱纵轴平行，刀体与皮肤垂直，在操作过程中手下出现落空感时，则表明铍针到达髂嵴上缘臀上皮神经的入臀点。松解后还应对髋关节进行手法松解并嘱患者做屈髋屈膝的动作，以拉伸臀部的后侧肌肉筋膜。

嘱患者日常注意避免臀部着凉、避免久坐，长期坐姿办公的人员需要定时起身活动。并指导患者进行康复训练（臀桥、单腿臀桥、婴儿式的各种变体姿势等），主要目的是缓解肌层和筋膜层的过度紧张。

第二节　梨状肌综合征

一、典型病例

患者女性，66 岁，主因"右下肢疼痛酸胀伴活动不利 3 周"就诊。患者于 3 周前无明显诱因出现右臀部、大腿后外侧、小腿部位酸胀疼痛，行走后加重，坐起及变换姿势时疼痛明显加重，行走受限，行走后出现下肢酸胀不适。

查体：L3～S1棘突间、棘突旁开部位压痛（＋），叩击痛（＋），下肢放射性疼痛（－）。右臀部梨状肌体表投影区按压时会伴有下肢放射痛。直腿抬高试验（＋），但在60°以内疼痛明显，超过60°后疼痛减轻。直腿抬高加强试验（－），梨状肌紧张试验（＋），"4"字试验（－）。

综合患者症状、体征，诊断为梨状肌综合征。

赵勇教授认为，针对梨状肌综合征，首先应在患者表现出下肢疼痛的情况下，考虑到梨状肌综合征的可能性，做好诊断和鉴别诊断，尤其是与腰椎间盘突出症相鉴别。腰椎间盘突出症有明确的疼痛或麻木的神经分布范围，腰部也多有疼痛、压痛等症状，直腿抬高试验阳性。触诊和查体是鉴别该病的主要方法：该病急性起病者，梨状肌呈局限性隆起，指触钝、厚，压痛十分明显；慢性起病者，臀部肌肉萎缩，触摸梨状肌时局部有空虚感，肌纤维束局限性变硬，弹性降低，压痛轻于急性患者。

二、概述

梨状肌综合征，又称梨状肌损伤，是指间接外力（如闪、扭、下蹲、跨越等）使梨状肌受到牵拉损伤，引起局部充血、水肿、肌痉挛，进而刺激或压迫坐骨神经，产生局部疼痛、活动受限和下肢放射性痛、麻等一系列症状。此病好发于青壮年，男性多于女性。

据推测，坐骨神经和梨状肌的解剖变异可能是梨状肌综合征发病的重要因素。梨状肌起源于骶骨和骶结节韧带的前面，向外穿过坐骨大孔，止于大转子上端的内侧面。梨状肌在髋关节伸直时起外旋作用，在髋关节屈曲时起外展作用。梨状肌受S1 和 S2 腹侧支的后支组成的神经支配。正常情况下，臀上动脉和臀上神经从梨状肌的上方穿出，臀下动脉和臀下神经从梨状肌的下方穿出。

在坐骨神经与梨状肌之间的六种解剖变异之中，90% 属于传统的解剖结构，即一条完整的坐骨神经从梨状肌下孔穿出。其他变异包括坐骨神经分开穿过梨状肌和从梨状肌下孔穿出，坐骨神经分开从梨状肌上下孔穿出，以及一条完整的坐骨神经穿过梨状肌。坐骨神经解剖变异常见，且坐骨神经可能在多个潜在的部位受压迫，了解传统的解剖结构和常见的解剖变异有助于更好地理解梨状肌综合征的发病机制。另外，梨状肌腱的止点及其与髋关节外旋肌和臀中肌的关系表明，由髋关节外旋肌，尤其是闭孔内肌引起的肌筋膜疼痛可能是导致类似梨状肌综合征症状的"真凶"。

梨状肌综合征患者常表现为髋部疼痛、臀部疼痛、性交时疼痛（女性患者）和坐骨神经痛，久坐（如开车）或从椅子上起身时疼痛通常会加重。虽然没有任何体格检查可以确诊梨状肌综合征，但体格检查有助于支持梨状肌综合征的诊断，并有助于从鉴别诊断中排除其他症状非常相似的诊断。当怀疑为梨状肌综合征时，应对患者腰部、骨盆、臀部和下肢进行全面检查，包括视诊、运动范围检查、触诊、肌力和感觉检查，以及根据患者的症状而进行的特殊检查。梨状肌上有一个可触及的、有压痛的、香肠状的肿块是 Robinson 最初诊断梨状肌综合征的六个标准之一。

坐骨神经痛在普通人群中相对常见，梨状肌综合征导致的坐骨神经痛占所有坐骨神经痛的 6%~8%。由于需要鉴别的诊断很多，这些诊断又有重叠的症状，因此梨状肌综合征的诊断比较复杂。目前还没有可以用来确诊的试验，梨状肌综合征仍然是通过排除法进行诊断。然而，病史、体格检查、电生理检查和临床影像学检查可以缩小鉴别诊断的范围，从而更可能诊断出梨状肌综合征。MRI 神经成像的出现为梨状肌综合征的诊断提供了更多的依据。由于存在梨状肌综合征以外的其他压迫性疾病，故另一个术语"深部臀肌综合征"应运而生。目前，非手术治疗仍然是梨状肌综合征的主要治疗方法，其重点是解决生物力学方面的缺陷。

三、从筋论治

（一）查找筋结点

（1）骶侧筋结点：由于梨状肌的起点位于骶骨前面，肌束向外经坐骨大孔出骨盆，因此部分梨状肌损伤患者在偏骶骨一侧的起点附近可以循摸到紧张的梨状肌肌束，但此处痛点较深，需要在侧卧屈膝屈髋体位时才有可能触摸到，在有压痛的同时会有高、厚、硬的触感。在经筋手法治疗时，常需要循摸按揉此处，压痛较为明显时可松解此处筋结。

（2）梨状肌肌腹筋结点：梨状肌损伤后肌腹部位在循摸时比较紧张、僵硬，触之常有明显的高、厚、硬感，甚至是结节或条索感，同时伴有较为剧烈的压痛，易于寻找。这也是梨状肌综合征铍针治疗的主要靶点。

（3）粗隆尖筋结点：即梨状肌的止点部位，部分梨状肌损伤患者在梨状肌止点的粗隆尖近端附近能够循摸到压痛点，触之会伴有厚、硬感，甚至是结节或条索感，也可以作为铍针治疗的筋结点。

（二）解结止痛

1. 铍针松解治疗

（1）定位：一般主要在患者主诉疼痛区域寻找筋结点。梨状肌综合征的筋结点多位于肌腹部。明确定位点后，用指端压痕做十字标记并作为进针点，注意十字的交叉点对准压痛点的中心。

（2）操作：常规消毒进针点，以针体垂直皮肤平面进针，并到达筋膜层。沿肌筋膜走行进行一点线式或扇形减张。进针深度以刺破张力增高区和正常区交界处为宜，松解 3～6 针。

松解后出针，用无菌棉球或无菌纱布块按住局部2~3分钟，外敷无菌敷料，24小时内保持敷料干燥、清洁。每次可寻找1~3个痛点进行铍针治疗。

（3）针法心得：梨状肌损伤的筋结点触之多有厚、硬感，且范围相对较大，因此松解时要仔细比对寻找，在按压最疼的点优先行铍针治疗，部分患者疼痛范围较广，一次难以完全松解，可分2~4次松解。

注意体位在触诊及松解过程中的作用。患者在健侧卧位且髋关节屈曲并内收、内旋状态下更容易引发疼痛，也更能够将紧张的筋结点呈现出来。另外，在松解过程中体位的配合可以更方便铍针的松解，尤其是梨状肌的止点部位。在松解过程中应缓慢进针，在进针或松解过程中如出现下肢的放射性疼痛或麻木，则应调整方向或更换部位，以免导致对神经的直接损伤。

2. 手法治疗

（1）搓揉放松：患者俯卧位，医者站于患侧，先用搓法、按揉法在梨状肌体表投影区域反复施术3~4分钟，然后用掌根揉、拿揉等手法在臀部及大腿后外侧施术2~3分钟，使臀部及大腿后侧肌肉充分放松。

（2）理筋解结：拇指叠指按揉梨状肌条索样肌腹1~2分钟，并与肌腹呈垂直方向弹拨10余次；再用肘尖缓慢深压梨状肌3~5次，以患者能耐受为度；再点按臀部压痛点、梨状肌肌腹及起止点，点按秩边、环跳、承扶、风市、委中、阳陵泉、承山等穴位2~3分钟，以酸胀为度。

（3）旋摇髋部：患者取俯卧位，医者一手扶按髋臀部，一手托扶患侧下肢，做患侧髋关节后伸、外展及外旋等被动运动，反复数次。

（4）拉伸患肌：患者取仰卧位，医生一手扶按于患侧膝关节处，另一手握于踝关节处，使患肢屈膝屈髋，同时做内收外旋运动，范围由小逐渐加大，以抻拉梨状肌。

（5）推擦整理：以掌推法或深按压法顺梨状肌肌纤维方向反复推压5~8次，使力达深层；最后沿梨状肌肌纤维方向施擦法，以透热为度。

四、按语

梨状肌在腰腿痛病症中扮演着重要角色，但也容易被忽视，所以治疗腰腿痛时一定要关注梨状肌。腰腿痛的患者中绝大部分都有梨状肌病变，治疗腰腿痛的过程中不能只是先治腰，后治腿，而不关注臀部的病症，腰与臀之间是相互影响的，腰椎间盘突出的病症会反映到臀部出现疼痛。腰部的结构改变，如相应腰肌的紧张或痉挛，会导致骨盆位置发生改变，骨盆位置发生改变则相应地引起梨状肌的紧张或痉挛的代偿，引发对坐骨神经的压迫和刺激，同样也产生类似腰椎疾患引起的下肢疼痛症状。当坐骨神经病变牵连梨状肌，梨状肌会出现挛急并直接压迫坐骨神经，形成坐骨神经的"双重压迫"。又如，由神经长期遭受压迫而出现的下肢疼痛，即使腰部神经根病灶解除，下肢，特别是小腿、足面或足底的不适也不会很快恢复。所以腰腿痛病症应同时治臀，不治梨状肌只能给患者留下"不断根"的感觉，留下后遗症。其实不光是梨状肌，臀大肌、臀中肌、臀小肌的痉挛或紧张状态同样会伴随或单独导致下肢疼痛的症状，确切地说，腰腿痛患者应关注整个臀部的状态，不仅仅是梨状肌这一部分。没有对臀部进行治疗将会使疗程延长，给患者带来不必要的长久疼痛和经济上、心理上的负担。长久以来，神经根主导下肢疼痛的思想一直是学术界的主流，大家普遍认为只要神经根的病灶解决了，腿就不会疼痛和麻木了，但从临床实际来说这是不完全正确的，是片面的。在临证时，我们要摒弃下肢疼痛就是腰椎病症所导致的观点，应该更全面地认识腰腿痛的病理机制，臀部既可能是下肢疼痛的原发因素，也可能与腰椎疾患共同导致下肢疼痛，所以在治疗时应坚持"腰臀并治"的理念。

第三节　坐骨结节滑囊炎

一、典型病例

患者男性，55 岁，主因"左臀部疼痛 2 周"就诊。患者为一名出租车司机，长期久坐开车，2周前患者自觉坐下后臀部就疼痛难忍，需站起来活动后才能缓解，臀部伴有酸胀感，外院就诊，X线检查无明显异常，诊断为"坐骨神经痛"，予以膏药等治疗后无明显好转，近日患者自觉疼痛加重，于我院就诊。患者左臀部疼痛，问诊过程中坐于硬板凳片刻后臀部即出现疼痛，屈膝屈髋抬腿时疼痛加重。自发病以来无腰痛，无下肢放射性疼痛及麻木，一般情况可。

查体：腰椎棘间、棘突及旁开部位压痛（-），叩击痛（-），下肢放射性疼痛（-）。右臀部梨状肌体表投影区压痛（-），不伴有下肢放射痛。于尾骨尖部位可触摸到疼痛部位，并可触及边缘较清晰的椭圆形肿块，相对固定，且与坐骨结节有粘连。做屈髋屈膝动作时疼痛加重。

结合患者症状、体征，诊断为坐骨结节滑囊炎。

赵勇教授认为，坐骨结节滑囊炎是一种常见病，主要表现为坐骨结节处（臀尖处）出现疼痛与酸胀感，坐姿时会加重。因臀部摩擦、挤压经久劳损而引起局部炎症。患者有种"如坐针毡"的感觉。该病一般疼痛比较局限，而坐骨神经痛会引起下肢麻木和疼痛，并且范围广泛，应注意鉴别。这种局部疼痛性疾病也是铍针治疗的适应证，但由于该部位病变位置较深，实际操作过程中应注意患者的体位、进针的方向和深度等，往往以先触及坐骨结节的骨性结构作为相对安全点，在此位置上进行调整松解。

二、概述

坐骨结节滑囊炎是因坐骨结节部位反复劳损摩擦导致坐骨结节滑囊充血、水肿、渗出、变性及增生性改变，并以臀部疼痛为主要表现的一种常见病，多发于体质瘦弱而久坐工作的中老年人，又称"脂肪臀"。在儿童中可因蹲挫伤而引起。

坐骨滑囊位于臀大肌与坐骨结节之间，臀大肌的过度紧张或臀部坐姿对坐骨结节的挤压，容易摩擦刺激坐骨滑囊。另外，大腿后群肌的半腱肌、半膜肌、股二头肌长头这些肌肉共同的起点位于骨盆的坐骨结节，均跨越膝关节，半腱肌和半膜肌向下止于胫骨内侧，而股二头肌止于膝关节外侧的腓骨头。坐骨滑囊与位于坐骨结节的肌腱相邻，这些肌肉的紧张或失代偿均会导致坐骨结节部位的应力增加，从而对坐骨结节滑囊形成异常刺激，引发坐骨结节滑囊炎。

三、从筋论治

（一）查找筋结点

（1）坐骨结节滑囊部筋结点：此筋结点位于坐骨结节滑囊部位，由于炎症刺激，滑囊局部软组织充血、滑囊增厚，此时循摸此处会有高、厚、硬感，有时会触摸到滑囊的边界感，按压时有明显的疼痛感。患者健侧卧位下患侧屈膝屈髋，更容易触摸。

（2）大腿后侧筋结点：该筋结点多位于腘绳肌肌腹部位，在查找坐骨结节滑囊筋结点后顺肌肉的走行向远端进行按压，可明确肌腹部位的筋结点。肌腹部位筋结点一般呈长条索状且质韧，横向弹拨时可明显感触到筋结的位置，用力按压时具有酸胀或轻度疼痛。

（3）股二头肌远端筋结点：此筋结点沿股二头肌长头走行，位于大腿远端股骨外上髁的后外侧，在膝关节近端。虽然坐骨结节滑囊位于臀大肌与坐骨结节之间，而股二头肌长头的起点也是坐骨结节，因此，坐骨结节滑囊的炎症如果对局部浸润，会影响到股二头肌长头的起点，使股二头肌长头出现病变，此时循摸大腿远端后外侧的股二头肌长头走行部位时常会有明确的潜在痛点，并且按压此处的同时再按压坐骨结节部位，患者的疼痛感多有减轻或者消失。

（二）解结止痛

1. 铍针松解治疗

（1）定位：坐骨结节滑囊炎的筋结点多位于坐骨结节附近。可以嘱患者侧卧屈膝屈髋，从而更好地显露出坐骨结节部位。如果是股二头肌远端筋结点，则多在患者俯卧位且下肢伸直的姿势下寻找。明确定位点后，用指端压痕做十字标记并作为进针点，注意十字的交叉点对准压痛点的中心。

（2）操作：常规消毒进针点，以针体垂直皮肤平面进针，并到达筋膜层。沿肌筋膜走行进行一点线式或扇形减张。进针深度以刺破增厚的囊壁到达张力增高区和正常区交界处为宜，一般松解3~6针。对大腿后侧筋结点进行松解时，针尖松解肌腹部位会引起肌肉的收缩和弹跳，犹如小腿抽筋样，一般松解数下后弹跳会消失，松解过程中可微调进针的方向与深度从而引发弹跳。松解后出针，用无菌棉球或无菌纱布块按住局部2~3分钟，外敷无菌敷料，24小时内保持敷料干燥、清洁。每次可寻找1~3个筋结点进行铍针治疗。

（3）针法心得：针对滑囊炎的铍针松解其实主要针对的是增生肥厚的滑囊层。有时滑囊层由于增生，韧性增加，用常规力度难以刺破，应根据针下硬度的强弱而进行调整，松解要充分。另外，在治疗坐骨结节滑囊炎时还要注意滑囊周围的肌肉起止点部位有无压痛，因为滑囊炎症也会对周围的肌肉起止点产生影响，此时可能需要同时松解相关肌肉起止部位的筋结。

2. 手法治疗

（1）臀部放松：患者俯卧位或侧卧位患侧在上，医者立于患侧，以㨰法、揉法、拿法等手法自上而下捏拿患侧臀部及大腿后、外侧肌肉3~5遍。

（2）按揉弹拨筋结点：以触摸到的筋结点为操作靶点，根据患者病程的长短分别施以从轻到重的指揉或弹拨手法，在增生的滑囊处弹拨不宜过重，可在臀大肌股骨臀肌粗隆止点、股二头肌股骨近端走行部位寻找潜在压痛点按揉弹拨。

（3）整理运动：在点、揉和弹拨手法之后，可配合局部的拿揉、掌揉、搓擦等手法再整体放松臀部及大腿后、外侧。之后再屈伸患肢，使患者被动地进行髋部屈伸活动数次，然后再尽力屈髋伸膝以牵伸髋部后侧肌群。

四、按语

坐骨结节滑囊炎症状单一，临床中容易鉴别，但临床治疗时往往存在定位不准确、松解范围不全、层次不清等问题。在松解时应选择更易使坐骨结节暴露的体位，让患者侧卧位屈髋，使腘绳肌保持紧张，这样滑囊部位的疼痛更容易在触诊时被引发。

平时嘱患者注意减少坐位时间，或坐在软垫上；注意臀部保暖，勿久坐寒凉之处。适当的康复训练能够预防坐骨结节滑囊炎的发作，通过对相应肌肉的训练达到稳定骨盆的作用。早期训练以臀肌与腘绳肌的等长收缩训练、臀后侧肌群适度拉伸等为主，需要注意的是，在急性疼痛时勿过度拉伸腘绳肌。

第四节　髌骨软化症

一、典型病例

患者女性，45 岁，主因"左膝关节疼痛 2 个月"就诊。

患者 2 个月前无明显诱因逐步出现左膝关节前方疼痛，以上下楼梯和蹲起时疼痛明显，伴有摩擦感，平地走路无明显疼痛，行走时时有打软腿症状，疼痛时无弹响、无绞索，运动后疼痛加重，休息后可缓解。患者自行口服氨基葡萄糖胶囊后疼痛程度有所减轻，但蹲起活动时膝关节前方偏内侧仍明显疼痛。

查体：左膝关节无畸形，轻度肿胀，髌骨内侧缘有压痛，推动髌骨可感觉髌骨下有滞涩感或摩擦感，股四头肌无萎缩，关节活动度正常。髌骨研磨试验（＋），单腿下蹲试验（＋）。

左膝关节正侧轴位 X 线片：左膝髌股关节面不平伴毛糙，远近端轻度骨刺形成，轴位片见髌骨轻度外翻，外侧髌股间隙较内侧略窄。

结合患者症状、体征及影像学检查，诊断为髌骨软化症。

针对此类患者，赵勇教授都会重新进行查体，首先沿髌骨周缘进行按压触诊，在髌骨内侧缘压痛部位常可触及米粒样韧性结节，赵勇教授认为这些筋结点是重要的致痛因素，患者所表现的膝前疼痛症状不一定均是髌骨软骨的退化所致，在大腿中段股四头肌部位也可触及紧张的筋结点，这些都应该是治疗点。

赵勇教授对触诊的筋结点进行铍针松解治疗，松解时患者有明显的酸痛感。

二、概述

髌骨软化症是膝关节常见病，好发于青壮年女性，尤其多见于运动员和体育爱好者，其主要病理变化是软骨的退行性改变，包括软骨肿胀、碎裂、脱落，最后股骨内侧髁或外侧髁的对应部位也发生同样病变，发展为髌股关节骨关节炎。作为一种骨病，髌骨软化症的常规治疗包括非甾体抗炎药、氨基葡萄糖等消炎止痛、修复和维护软骨等，患者也多认同药物尤其是氨基葡萄糖的应用。但赵勇教授多从筋论治，他认为髌骨是否会产生磨损与股四头肌、髌旁支持带等密切相关，与髌骨相关的这些筋结构或状态的异常是导致髌骨软化症的根本原因，因此从筋的角度认识和治疗髌骨软化症更能从根本上解决此病症。

三、从筋论治

（一）查找筋结点

（1）髌骨周围筋结点：此筋结点一般是沿髌骨周围分布，以内、外侧缘最为多见，患者主诉膝关节前方疼痛，可在髌骨侧面或侧缘的附近触及痛点或紧张的筋结点。这些筋结点位置表浅，易于寻找，手下常有明显的结节或米粒样质韧结节，按压时伴有明显的疼痛。

（2）股四头肌肌腹筋结点：由髌骨逐步向近端按压，可在股四头肌肌腹部位触及质韧、紧张、长条状的筋结点，循摸时进行横向拨动可明显触及范围较大的筋结，按压时患者有酸胀、疼痛感，力量较大或较深时会向远端放射。

（二）解结止痛

1. 铍针松解治疗

（1）定位：一般主要在患者主诉疼痛区域寻找压痛点。髌骨周围和股四头肌肌腹部位筋结点一般定位均较为明确，局部解剖结构清晰。明确定位点后，用指端压痕做十字标记并作为进针点，注意十字的交叉点对准压痛点的中心。

（2）操作：用安尔碘、碘伏或酒精常规消毒进针点，术者一手拇、示指捏住针柄，使针尖对准皮肤十字压痕的中心，双手骤然向下，使针刃垂直进针。髌骨周围筋结点位置表浅，对于髌骨缘筋结点可将针指向髌骨进行松解，对于髌骨缘附近的筋结点可略倾斜垂直于髌旁支持带，遇质韧结构后进行突破进针，深度不可至关节囊。股四头肌肌腹部位筋结点操作时，进针后针刃通过皮下到达筋膜，沿肌束走行进行一点线式或多点式松解。股四头肌肌腹筋结点位置、层次清晰，进针松解时到达质韧的筋膜层再进行进针突破，不宜到达骨面，操作过程中患者多有酸胀感，部分患者会出现肌肉的收缩和弹跳，甚至是髌骨的抽动。如条索较长，可在条索的远近端分别进针松解。松解后出针，用无菌棉球或无菌纱布块按住局部 2~3 分钟，外敷无菌敷料，24 小时内保持敷料干燥、清洁。

2. 手法治疗

手法治疗也是赵勇教授治疗髌骨软化症的常用方法。在手法治疗中不同于其他的是着重对股四头肌筋结点进行松解和刺激。患者平卧位,膝关节伸直放松,术者以滚法、揉法、摩法、推法等揉按放松股四头肌,从股四头肌起点逐步作用至止点,在手法过程中重点对股四头肌肌腹部位存在的筋结点进行弹拨,以局部有酸胀感为度。然后对髌骨的疼痛点进行点、揉、按等,再对髌腱周围进行点按、弹拨,用指端或手指侧面刮髌骨侧面,用拇、示、中指捏住髌骨,向上提拿,同时将髌骨向内推挤翻拨,然后点压血海、梁丘、犊鼻、阳陵泉等穴位,使关节周围产生酸、胀、沉感,最后对膝关节进行屈伸活动数次。

3. 康复训练

常规多采用股四头肌锻炼的方法,如让患者做勾脚、直抬腿、股四头肌绷紧等动作。赵勇教授认为髌骨软化症的康复训练还是要做到有目的性和针对性,而不是千篇一律地锻炼股四头肌。髌骨受到股内侧肌、股外侧肌及髌腱的作用力牵引,维持在一动态平衡状态,如果三方的力量不协调,则会造成髌骨位置的不正。赵勇教授在指导康复训练时多根据髌骨的位置关系来进行,如患者的髌骨有外翻、外移等情况则会指导患者进行下肢外旋位的抬腿训练,以增强股内侧肌的力量,纠正髌骨的位置关系。

四、按语

髌骨软化症作为一种临床常见病和多发病,从标上说是骨结构发生了病变，但从发病机制来说是筋的异常导致髌骨位置发生改变。筋的异常分为筋强和筋痿，是筋与筋之间的不平衡导致髌骨的位置发生微小改变，进而在活动过程中使髌骨受到异常应力，软骨出现软化甚至剥脱等。骨病从筋论治既是研究的热点，也是可行的治疗思路，该思路并不局限于本书中所重点介绍的铍针松解治疗或手法治疗，康复训练、毫针针刺、中药等治疗均可从筋论治。

第五节　髂胫束摩擦综合征

一、典型病例

患者女性，38 岁，主因"左膝关节疼痛半年余，加重 1 周"就诊。患者半年前跑步后出现左侧臀部、膝关节外侧疼痛，未予重视，休息后缓解，外用氟比洛芬凝胶贴膏后症状减轻，每次跑步时症状加重，休息后缓解，遂停止跑步锻炼月余。刻下症：左侧臀部及股骨外侧疼痛并可放射至膝部，左膝关节外侧不适、憋胀感，无明显疼痛，行走时有打软腿症状，跑步及运动时左膝关节外侧出现疼痛且逐渐加重，常因疼痛停止运动，无弹响、无绞索，舌质淡，苔白，脉弦细。

查体：屈伸膝关节时髌骨外侧疼痛，并可闻及摩擦音；触诊髂胫束明显紧张，严重者可出现结节；左膝关节被动内翻下主动屈伸则疼痛加剧，外翻下膝关节主动屈伸则疼痛减轻；Ober征阳性（患者侧卧，健侧在下，屈髋屈膝90°，检查者一手固定患者骨盆，另一只手握住患肢踝部，之后患者屈髋、外展再伸直，此时检查者放松握踝的手，正常情况下患肢可自然下落到健肢后方，如不能落下或者在健肢前方则为阳性）。

MRI检查：髂胫束肿胀增粗，呈"波浪状"，连续性未见中断，股骨外侧髁水肿，胫骨前肌在胫骨结节水平的软组织增厚。髂胫束与股骨外侧髁之间脂肪组织水肿。左膝关节X线片：左股骨外侧髁可见致密性阴影。

结合患者症状、体征及影像学检查，诊断为髂胫束摩擦综合征。

针对此类患者，赵勇教授在沿股骨头周围、股骨外侧缘进行按压触诊时，常可触及米粒样质韧结节及筋膜增厚点，他强调筋结点既是本病的致病因素亦是治疗点。虽然于MRI检查中显示股骨外侧髁有水肿样表现，但髂胫束损伤才是本病发病原因，故股骨外侧髁水肿仅仅作为诊断要点，不作为主要治疗方向。临床治疗时主要在筋结点和筋膜增厚的部位采用铍针进行松解治疗，X线表现中的股骨外侧髁致密性阴影处如果触及结节亦可作为治疗点，如无异常表现暂不处理。

二、概述

髂胫束摩擦综合征是指由于各种原因造成髂胫束及其周围

结构异常而引发的综合征。多见于长跑、橄榄球、自行车等运动员，以及运动爱好者、舞蹈家、军人等。以跑步造成的膝关节外侧方损伤最为常见（又名跑步膝，发生率为5%~14%，是跑步运动员膝痛的第二大病因），其主要病理变化为髂胫束与股骨外上髁之间压力异常增加引起炎症反应。只要与髂胫束连接的组织结构发生病变就有可能发生髂胫束摩擦综合征。因此，下肢生物力线的改变、大腿肌肉的病变、训练方式的错误、炎症的发生等都可诱发该病。该病常由过度运动及不当的体育训练引起。虽然在治疗上可通过训练大腿肌肉、改正训练方式、控制炎症等方法缓解或治愈，但由于人们的认识不足，未能及时纠正错误的运动方式，患病人数仍呈上升趋势。综合其致病因素和病患部位，赵勇教授认为髂胫束本身的筋结点对于髂胫束摩擦综合征的治疗和预防具有决定性意义。

三、从筋论治

（一）查找筋结点

（1）髋部筋结点：此筋结点一般沿股骨头上方及髂棘前外侧周围分布，常因坚韧的筋膜难以触摸到，适当增加髋关节外展可以减轻触摸的难度。

（2）股骨外侧筋结点：在股骨头至股骨外侧髁连线上，由近端向远端寻找筋结点。由于股骨外侧髂胫束大多为筋膜结构，比较表浅，股骨外侧面可明显触及质韧、紧张、长条状的筋结点，循摸时进行横向拨动可感受到筋膜张力明显升高，按压时患者有酸胀、疼痛感，力量较大的话患者通常难以忍受，常常伴有股骨外侧的牵拉感。

（二）解结止痛

1. 铍针松解治疗

（1）定位：一般主要在患者主诉疼痛区域寻找压痛点。髋部周围和股骨外侧的髂胫束部位筋结点一般定位均较为明确，局部解剖结构清晰，没有重要的血管神经走行。明确定位点后，用指端压痕做十字标记并作为进针点，注意十字的交叉点对准压痛点的中心。

（2）操作：用安尔碘、碘伏或酒精常规消毒进针点，术者一手拇、示指捏住针柄，使针尖对准皮肤十字压痕的中心，双手骤然向下，使针刃垂直进针。髋部周围筋结点位置较深，尽量选用长针，遇质韧结构后进行突破进针，深度维持在质韧结构层面，过深没有治疗效果，还容易在治疗后产生深层结构的疼痛，形成新的损伤。股骨外侧髂胫束循行位置筋结点表浅，找准筋结点操作时，进针后针刃通过皮下到达筋膜，沿肌束走行进行一点线式或多点式松解。髂胫束筋结点位置、层次清晰，位置较浅，进针松解时到达质韧的筋膜层再进行进针突破，不宜到达骨面，操作过程中患者多有酸胀感，如肌张力增高的区域面积较大，可在沿股骨走向的多条纵行线上进行多点式松解。松解后出针，用无菌棉球或无菌纱布块按住局部

2~3 分钟，外敷无菌敷料，24 小时内保持敷料干燥、清洁。

2. 手法治疗

手法治疗也是赵勇教授治疗髂胫束摩擦综合征的常用方法。患者俯卧位，膝关节伸直放松，踝关节部位垫一薄枕，在手法治疗中重点对阔筋膜张肌和臀大肌筋结点行松解和刺激，由于筋结点周围肌肉丰厚，因此常常使用定点按压的方式，使力渗透于深层筋结点，尽量减少对正常组织的大力刺激。股骨外侧面由于筋膜组织表浅常用㨰法、揉法、摩法、推法等放松筋膜，在手法过程中重点对髂胫束筋膜存在的筋结点进行轻力度、大幅度弹拨，以局部有酸胀牵拉感为度。最后手法引导髋关节和膝关节进行被动屈伸活动数次，在患者仰卧屈髋位下可将膝关节尽量压向对侧，以有效减轻髂胫束的高张力状态，增强上述手法治疗的效果。

3. 康复训练

我们经常推荐患者采用阔筋膜张肌和臀大肌锻炼的方法，如让患者拉伸肌肉。

（1）阔筋膜张肌牵拉法：初始动作与拉伸股直肌的初始动作类似，但是，在这一运动中上半身和腿需要形成弓形。背对着墙双膝跪地，脚趾碰触墙面；左腿向前迈一步，左脚整个脚面踩地，左小腿与地面垂直；上半身向前倾斜，靠在左大腿上；右膝向后朝墙面方向滑动，右脚沿墙面向上并靠在墙上，膝盖弯曲至 90° 时停止动作。接下来，右脚沿墙面向左侧滑动约 30 cm 的距离，收紧腹部，双手放在左膝上，上半身微微向左倾斜，与腿部形成弓形。此时你已经做好了初始姿势。慢慢地伸直手臂拉伸 5 ~ 10 秒，注意勿弓腰或弯曲臀部，继续拉伸直至大腿外侧出现刺痛感，放松肌肉 5 ~ 10 秒；右脚抵住墙壁，右膝小心地下压地面以产生抗阻力，放松肌肉 5 ~ 10 秒；继续伸直手臂以进一步拉伸，同时注意不要弓腰或弯曲臀部，直至到达新的终止点。告知患者如在过程中感觉到疼痛而非牵拉感应停止练习。

（2）臀大肌牵拉法：站立于一把坚固的椅子或凳子之前（柔性越好，椅子或凳子的高度就应该越高），脚踩在椅子或凳子上，尽量保持背部挺直，腹部收紧，弯曲左腿，拉伸肌肉 5 ~ 10 秒，直至整个右臀部出现拉伸感，放松肌肉 5 ~ 10 秒。两侧交替进行，重复 2 ~ 3 次。

赵勇教授认为髂胫束的康复训练还是要做到有目的性和针对性，针对这两块肌肉的康复牵拉可减轻髂胫束摩擦综合征的症状，以预防疾病进展。

四、按语

髂胫束摩擦综合征在临床非常常见，但很多情况下容易被忽视，髂胫束起自髂前上棘，其上方是阔筋膜张肌的延续，下部纤维明显增厚呈扁带状，后缘与臀大肌腱相延续，下端附着于胫骨外侧髁、腓骨头和膝关节囊，而屈髋肌群包括髂腰肌、股直肌、阔筋膜张肌、缝匠肌和耻骨肌，屈髋肌群之间具有相互协同的作用。如果髂腰肌无力，就会使用阔筋膜张肌代偿，时间久后，也会导致髂胫束摩擦综合征，出现膝关节外侧疼痛。如果臀中肌出现无力，则人体必然调动髂胫束使其紧张来维持骨盆的位置，那么时间久了也会加重髂胫束在活动过程中对股骨外侧髁的压力，使局部形成炎症反应或损伤，出现疼痛症状。因此，针对这种情况导致的髂胫束摩擦综合征，根本的治疗在于加强臀中肌训练，练好臀中肌可以控制下肢骨骼的运动轨迹、骨盆的位置，并且确保髂胫束不会被"拉离"膝部或过度紧张。

从髂胫束的受力情况看，在膝关节屈曲 30°左右时，髂胫束刚好摩擦经过股骨外上髁，这个摩擦点是整个步态过程中疼痛最重的点。所以大部分髂胫束摩擦综合征患者通常在刚迈步时疼痛最明显，那些跑上坡路、下坡路和减慢速度的运动员会感到疼痛更明显，因为坡道会迫使人减速且缩小步伐，让髂胫束更长时间处在摩擦中。另外有研究认为，是髂胫束与股骨外侧髁之间的滑囊发炎导致疼痛产生，过度的摩擦会使髂胫束充血水肿、增厚、挛缩、变硬，弹性降低、紧张性增强，更加剧摩擦，导致恶性循环，出现越跑越痛的情况。那么对于局部的痛点则可联合应用铍针松解治疗。由于髂胫束整体上都是紧张性结构，所以在其近端进行按压时也容易引起疼痛，但不一定均存在紧张性的筋结，在查体触诊时应对整个髂胫束检查以明确紧张的部位，对中段条索带进行松解时可能针下的感觉较"清脆"，犹如扎在了一张薄纸上。松解过程中患者会有酸胀感，部分患者会出现肌肉抽搐和弹跳的情况。

总之，针对髂胫束摩擦综合征我们要明确真正的病因，如相关肌肉力量减退则应加强相应的力量，针对性的康复训练不可或缺；如局部应力增加出现炎症性疼痛，则应对紧张性结构进行松解治疗。

第六节　鹅足滑囊炎

一、典型病例

患者男性，35岁，主因"右膝关节内侧疼痛半年余，加重1周"就诊。患者半年前无明显诱因出现右膝关节内侧疼痛，晨轻夜重，活动后加重，休息后减轻，膝关节活动受限，上下楼梯和坐位站起时不适感加重，偶发膝关节内侧疼痛点的红肿和皮温升高。

查体：右膝关节无畸形，膝关节内侧局部肿胀，肿胀处有明显的局限性压痛点，局部皮温升高，膝关节外翻外旋位疼痛加重，股四头肌无萎缩，关节活动度正常；髌骨研磨试验（－）。

右膝关节正侧轴位 X 线片：右膝关节内侧局部高密度性，右膝关节退行性改变。

腿部超声：右膝关节内侧可见软组织增厚，滑囊可见囊内积液，滑膜增厚，局部可见点状高回声。

结合患者症状、体征及影像学检查，诊断为鹅足滑囊炎。

赵勇教授在给此类患者查体时，常在膝关节胫骨内侧缘疼痛点发现局部皮肤温度轻度升高，皮下组织增厚，严重时按压可出现凹陷性肿胀。此外，在股骨内侧缘和髋关节前侧寻找压痛部位时常可触及增厚的韧带，在韧带增厚部位可触及筋结点。赵勇教授认为这些筋结点在鹅足滑囊炎发病过程中占有重要地位，膝关节内侧疼痛点、股骨内侧筋结点均应作为治疗点。

赵勇教授对膝关节内侧疼痛点、股骨内侧筋结点进行铍针松解治疗时，患者有明显的胀痛感。

二、概述

鹅足滑囊炎是膝关节内侧疼痛的常见原因，好发于青壮年运动人群，此类人群常自诉在上楼梯时或在膝关节屈伸活动中膝关节内侧疼痛加重。其主要病理变化是由缝匠肌、股薄肌、半腱肌在膝关节内侧组成的联合腱出现充血、水肿，或反复摩擦、挤压鹅足滑囊而导致滑囊出现急、慢性无菌性炎症。鹅足滑囊炎是劳损导致软组织损伤的疾病，常规治疗包括非甾体抗炎药、外用中药、物理治疗、局部药物注射、制动休息和功能锻炼等。针对此种软组织损伤，赵勇教授常从筋论治。筋在人体中以立体的网状结构存在，故筋的病变部位和与病变部位相关联的软组织结构都应作为治疗的对象，所以在临床中鹅足滑囊、鹅足、缝匠肌、股薄肌、半腱肌都是需要寻找治疗点的部位。从筋论治并不能单纯在局部处理，还要考虑筋的基本结构和基本生理功能，这样从筋论治才能真正应用于临床。

三、从筋论治

（一）查找筋结点

（1）胫骨内侧筋结点：此筋结点位于胫骨粗隆内侧，深层解剖结构包括鹅足滑囊和鹅足联合腱。触诊可见胫骨粗隆内侧有明显的肿胀，可明显感觉局部的高张力状态。患者常能明确告知疼痛位置，加压时疼痛剧烈。

（2）近端筋结点：由鹅足部分别沿缝匠肌、股薄肌、半腱肌逐步向躯体近端轻柔按压，常可在肌腹部位触及质韧、紧张、长条状的筋结点，由于股骨内侧内收肌强大且坚韧，肌张力一般较高，所以在触摸时应尽量按照三条肌肉的肌纤维走向轻力度循摸，寻找有效的筋结点。横向拨动时明显触及的范围较大的筋结往往是内收肌群，如果将之作为治疗点，不仅效果不明显，治疗后还容易出血形成血肿，影响下次的治疗。

（二）解结止痛

1. 铍针松解治疗

（1）定位：定位点为触诊时找到的筋结点。股骨内侧及腹股沟有众多血管神经，操作时明确局部解剖结构才能避免医疗损伤。明确定位点后，用指端压痕做十字标记并作为进针点，注意十字的交叉点对准压痛点的中心。

（2）操作：用安尔碘、碘伏或酒精常规消毒进针点，术者一手拇、示指捏住针柄，使针尖对准皮肤十字压痕的中心，双手骤然向下，使针刃垂直进针。胫骨内侧筋结点位置表浅，容易到达骨面，铍针刺入皮肤后应缓慢进针，注意进针深度，避免对胫骨内侧骨膜的刺激，待进入滑囊后调整针尖方向，向滑囊四周行穿透剥离，遇质韧结构（滑囊壁）后进行突破，突破后即退回铍针，调整针尖方向再刺，感觉局部张力减轻后出针。缝匠肌、股薄肌、半腱肌肌腹部位筋结点操作时，进针后针刃通过皮下到达浅筋膜，注意进针深度，宁浅勿深，于筋结点进行一点线式或多点式松解，可于浅层进行多次松解。松解后出针，用无菌棉球或无菌纱布块按住局部 2~3 分钟，外敷无菌敷料，24 小时内保持敷料干燥、清洁。

2. 手法治疗

赵勇教授治疗鹅足滑囊炎通常在远端使用轻手法松解。胫骨内侧疼痛点应尽量少用或者不用手法治疗，以避免加重患者的疼痛，手法治疗主要针对缝匠肌、股薄肌、半腱肌。患者取侧卧位，患肢伸直位在下，健肢屈曲位在上，医者以摩法、推法等分别揉按放松缝匠肌、股薄肌、半腱肌，从起点逐步作用至止点，在手法过程中重点对筋结点周围进行推法，以筋结点有牵拉感为度，减少直接对筋结点的刺激，如果刺激较重，引起内收肌紧张，那么作为治疗点的筋结点将难以寻找，且大腿内侧皮肤较薄嫩，容易出现皮肤损伤甚至皮下出血，影响患者行走。

3. 康复训练

鹅足滑囊炎属于软组织损伤，急性期或在病情的进展期间制动休息往往是缓解症状最有效的方法，即便门诊治疗后也应减少剧烈运动，避免长时间活动。鹅足滑囊炎的产生很大程度上是由于缝匠肌、股薄肌、半腱肌的肌张力增高，康复训练主要以拉伸肌肉、减轻肌张力为目的。患者取仰卧位，屈髋屈膝，双足并拢，双膝关节分开逐渐向床面贴近，动作应缓慢轻柔，不要求达到双膝平贴床面。赵勇教授认为鹅足滑囊炎的康复训练要长期坚持而不是急功近利以致出现二次损伤。在鹅足滑囊炎的康复训练中牵拉缝匠肌、股薄肌、半腱肌会不可避免增加鹅足滑囊压力，有可能会出现膝关节内侧疼痛加重，所以在康复训练中将动作维持在轻微疼痛甚至无痛的范围。伴随呼吸缓慢牵拉，是避免损伤并增加康复疗效的核心要求。这种方法与患者的急切心理往往相互矛盾。

四、按语

鹅足滑囊炎是膝关节内侧疼痛的常见原因，但不一定是膝关节疼痛的常见原因，由于其疼痛位置的特殊性，临床诊断通常不难。但是在膝骨关节炎的中老年患者中，膝关节内侧疼痛又往往会失治误治，此类患者 X 线检查通常会有膝关节内侧骨质增生，内侧关节间隙变窄，患者甚至已经出现了膝关节畸形如"O"型腿，出现内侧疼痛的话，很容易就被诊断为关节炎了。一旦重视了临床查体，诊断出鹅足滑囊炎，治疗又会变得相对简单。鹅足滑囊炎在现代医学中属于软组织损伤，用中医学"筋伤"来指导治疗很好理解，唯一需要注意的是脱离局部去思考疼痛点的来源。在疼痛点的远端、人体近端的缝匠肌、股薄肌、半腱肌处寻找筋结点并作为治疗点，需要进一步在临床中推广应用。

第七节　髌下脂肪垫损伤

一、典型病例

患者女性，65 岁，主因"右膝关节疼痛 2 个月余"就诊。患者 2 个月前无明显诱因出现右膝关节前下方疼痛，膝关节屈曲位、伸直受限，跛行，行走时有打软腿症状，上下楼梯和蹲起时疼痛加重，伴有摩擦感，疼痛时无弹响、无绞索，活动后加重，休息后可缓解。患者于半月前在某三甲医院行 X 线检查，显示右膝关节退行性改变，膝关节内侧间隙变窄，被诊断为膝关节骨关节病。接受右膝关节腔玻璃酸钠注射治疗 2 次，每周 1 次，治疗后疼痛减轻，关节伸直受限未见明显缓解，近 3 天症状加重，活动后疼痛加重，膝关节酸楚乏力，阴雨天加重。

查体：右膝关节畸形，膝关节不能完全伸直，也无法单腿负重，轻度肿胀，股四头肌萎缩，内外膝眼处肿胀，压痛，关节活动度 0°~120°。髌骨研磨试验（+），单腿下蹲实验因疼痛无法完成，麦氏征（−），浮髌试验（−），Hoffa 试验（+）。对患者进行过伸挤压试验：患者仰卧，患侧膝关节屈曲，医生将拇指及示指按压髌韧带内外侧脂肪垫，嘱患者主动伸直膝关节或过伸，同时保持拇指的压力，出现剧烈挤压痛，试验（+）。

右膝关节正侧轴位 X 线片：右膝关节退行性改变，膝关节内侧间隙变窄。

结合患者症状、体征及影像学检查，诊断为髌下脂肪垫损伤，膝关节骨关节病。

针对膝关节骨关节病患者，赵勇教授都会进行全面查体，目的是区分关节内损伤和关节外损伤。首先检查膝关节活动度并进行过伸挤压试验、髌骨研磨试验等，然后沿膝关节前后内外进行触诊寻找筋结点和阳性反应点。赵勇教授认为，分清关节内损伤和关节外损伤是诊断膝关节疾病的关键。据 X 线片结果，此患者膝关节骨关节病的诊断是明确的，但是关节腔注射玻璃酸钠对于症状改善并不明显，此时区分关节内损伤和关节外损伤对于下一步的诊疗有指导性意义。如果是由膝关节内的半月板损伤引起的关节屈伸功能障碍，需要采取关节镜和骨科手术来处理；如果是关节外的问题，使用铍针解结技术效果更佳。患者麦氏征阴性考虑半月板损伤可能性小，浮髌试验阴性考虑膝关节内未见明显积液，膝关节轻度肿胀，Hoffa 试验阳性，触诊内外膝眼肿胀明显，初步判断为关节外损伤，再结合其他表现，最终诊断髌下脂肪垫损伤。

赵勇教授对髌下脂肪垫进行铍针松解治疗，松解时患者有明显的酸胀感，治疗后患者行走时膝关节疼痛明显减轻，无跛行。

二、概述

髌下脂肪垫损伤是膝关节常见病，好发于中老年人群。急性损伤、慢性劳损等因素导致炎症发生从而造成髌下脂肪垫增生、肥大、变硬，脂肪垫位于胫股关节前方和髌骨下方，受到夹挤和撞击后将后方的滑膜向关节内推挤，突入髌股关节内的滑膜绒毛或滑膜边缘受到夹挤造成膝关节疼痛。常规治疗包括非甾体抗炎药、物理疗法、针刺疗法、局部注射疗法等。髌下脂肪垫属于软组织，主要功能是填充骨关节避免骨与骨之间的撞击，但是由于各种原因而增生肥大，再受到外力的撞击和挤压则产生疼痛。赵勇教授分析其原因认为，髌下脂肪垫的增生肥大和其自身的压力升高有关，在经筋理论指导下，应用减张减压的方式可使髌下脂肪垫的压力得到释放，体积减小，避免受到外力的挤压，从而完成正常的生理功能，解决疼痛、跛行、膝关节伸直受限等临床问题。

三、从筋论治

（一）查找筋结点

膝眼筋结点：患者取坐位，患肢自然伸直或略屈曲，沿髌骨和胫骨粗隆之间查找髌韧带，髌韧带两侧突出的软组织（软点）即为高张力状态下的髌下脂肪垫。此筋结点也是患者主诉疼痛和压痛最为显著的部位，一般较对侧略肿胀，用力下压时可在膝眼稍深部触及质韧、紧张的类似绿豆样的筋结，推之可移，压之疼痛。但寻找膝眼筋结点时应注意，筋结点可能并不只是一个点，也可能是一个范围，这个范围可能会扩展至髌腱的后方、髌骨的下方或后方，应仔细甄别。

（二）解结止痛

1. 铍针松解治疗

（1）定位：定位点为髌下脂肪垫突出的中心位置，内外膝眼处各定一个点。此处解剖结构清晰，安全性相对较高。明确定位点后，用指端压痕做十字标记并作为进针点，注意十字的交叉点对准脂肪垫张力最高点的中心。

（2）操作：以内膝眼为例，用安尔碘、碘伏或酒精常规消毒进针点，术者一手拇、示指捏住针柄，使针尖对准皮肤十字压痕的中心，双手骤然向下，使针刃垂直进针。进针后调整针尖方向使之朝向外膝眼，保证针体位于脂肪垫内即可，避免进入关节腔，髌下脂肪垫为疏松的脂肪组织，应行穿透手法，在一个点上进行多方向松解，以减张减压，遇质韧结构可穿透，深度不可至关节腔，亦不宜到达骨面，不可刺入髌韧带，操作过程中患者多有酸胀感。松解后出针，用无菌棉球或无菌纱布块按住局部 2～3 分钟，外敷无菌敷料，24 小时内保持敷料干燥、清洁。

（3）针法心得：膝眼操作时针尖方向应根据筋结点的位置差异适当调整，该筋结一般具有一定的韧性，在操作时遇阻力后应用快速顿挫力将其松解，操作的深度应在将其松解突破后截止，不宜进入关节腔，以免引起对半月板或前交叉韧带的意外损伤。操作后可对髌骨进行内外推，并进行膝关节屈伸牵拉活动，增加对髌下脂肪垫的牵拉，提高其活动度。

在操作过程中，要将松解范围控制在髌韧带周围，避免损伤髌韧带，造成髌韧带承重能力下降。另外，髌下脂肪垫筋结点的部位会有所变化，在髌骨下缘处存在压痛点，这个痛点可能是由髌韧带与髌骨之间的组织损伤所致，但也可能是由髌骨下方脂肪垫与髌骨内侧面存在的粘连所导致，在寻找筋结点时对此部位应予以特别注意。

2. 手法治疗

理筋提髌手法是赵勇教授治疗髌下脂肪垫损伤的常用方法，目的在于扩大髌下脂肪垫的空间，促进髌下脂肪垫的静脉回流，为髌下脂肪垫的肿胀消退创造机会。患者平卧位，膝关节伸直放松，术者以滚法、揉法、摩法、推法等揉按放松股四头肌，从股四头肌起点逐步作用至止点，在手法过程中重点对股四头肌肌腹部位存在的筋结点进行弹拨，以局部有酸胀感为度。然后对髌骨的疼痛点进行点揉按等，再对髌韧带周围进行点按弹拨，用指端或手指侧面刮髌骨侧面，用拇、示、中指捏住髌骨，向上提拿，同时将髌骨向内推挤翻拨，然后点压血海、梁丘、犊鼻、内膝眼、阳陵泉等穴位，使关节周围产生酸、胀、沉感，最后带动膝关节进行被动屈伸活动数次。

3. 康复训练

一般情况下，我们多采用增强肌力的方法，目的是维持髌骨的稳定，减轻髌骨下缘及股胫关节对脂肪垫组织的压迫，包括股四头肌的训练和臀肌训练两个部分。股四头肌训练包括让患者做勾脚、直抬腿、股四头肌绷紧等动作。臀肌训练以臀桥为主，让患者仰卧位，屈髋屈膝，将肩部及脚面往床面发力，以抬高骨盆并伸直髋关节，这将强化髋伸肌肌力及协调躯干稳定肌。赵勇教授认为髌下脂肪垫损伤的康复训练也要参考髌骨软化症中介绍的股四头肌训练法，根据髌骨的位置关系来制订股四头肌四个头的训练模式，因为髌骨位置关系对于髌下脂肪垫损伤的预后起到重要作用。

四、按语

髌下脂肪垫损伤作为膝关节痛的常见病因，不仅可以单独出现，还可以伴随膝关节骨关节病的全程。髌下脂肪垫损伤是膝关节关节外疾病引起膝前痛的常见原因，常常需要与髌股关节损伤区别，在这里要着重强调的是，对于膝痛一定要区分是关节内损伤还是关节外损伤，两者紧密相连，在治疗上应分清主次，关节内损伤有创治疗必不可少，大多数的关节外损伤使用铍针松解、减张减压常能取得意想不到的疗效。在本例患者的治疗中，铍针在髌下脂肪垫松解时发出的"咔咔"声何尝不是一曲美妙的乐章呢？是避免手术而针出痛消的乐章！

我们在诊断髌下脂肪垫损伤时不应只关注到患者疼痛的部位，局部疼痛的原因就是炎症或者损伤，这样理解疾病是片面的，我们应该多去想想患者为什么会出现膝关节前部疼痛，膝关节前部疼痛的根本原因在哪，而不仅仅是哪痛治哪。膝关节前部疼痛的最常见原因是股四头肌和腘绳肌之间的肌力不平衡，一般股四头肌肌力通常比较弱，而腘绳肌通常比较紧。当膝关节进行伸直时，需要股四头肌发力来对抗过紧的腘绳肌，这就会对膝关节前部结构造成过高的压力。此时股四头肌肌力不平衡会影响膝关节前部结构，导致疼痛和功能紊乱。这就存在两方面的因素，一个是股四头肌肌力不足，另一个是腘绳肌过紧。股四头肌肌力不足应通过积极的康复训练来改善，肌力强大才可以在屈伸过程中不至于对髌骨造成过大的牵拉；而腘绳肌过紧则应进行相应的松解，可以采用手法的松解，如对腘绳肌进行按揉、弹拨等，重点对起止点部位进行松解，对于手下可明显感觉到的筋结点，也可进行铍针的松解治疗。这样"膝前痛治膝后"的思路基于对膝关节整体功能的理解，可达到标本兼治的目的。

第八节　膝骨关节炎

一、典型病例

患者女性，65 岁，主因"右膝关节疼痛 6 年，加重 1 周"就诊。患者于 6 年前无明显诱因出现右膝关节疼痛，阴雨天及劳累后加重，休息后减轻，久坐及久站后疼痛明显，疼痛加重时服用布洛芬缓释胶囊、洛芬待因缓释片等，症状时轻时重，热敷后症状稍有缓解，逐步出现膝关节内翻畸形，膝关节屈曲受限，劳累及行走明显加重，膝关节间断出现肿胀，自觉膝关节活动时伴有摩擦音，滞僵感明显，1周前患者受寒后出现膝关节疼痛加重，屈伸活动受限，行走后疼痛加重，休息后稍缓解，于门诊就诊。刻下症：右膝关节疼痛，肿胀，功能活动受限，行走及活动后疼痛加重，久坐及久站后初始活动时膝关节僵硬明显，稍活动后可缓解，食纳可，夜寐欠安，二便调。

查体：右膝关节明显内翻畸形，轻度肿胀，髌周、髌上缘、髌下缘、胫骨内侧髁、腘窝压痛，皮肤温度正常，关节活动度0°~100°，浮髌试验（＋），过伸试验（＋），侧方挤压试验（－），髌骨研磨试验（＋），抽屉试验、拉赫曼试验均（－），麦氏征试验和髌骨挤压试验因疼痛未能检查。

下肢全长正位及膝关节正侧轴位X线片：右膝关节边缘骨质增生，关节面硬化，髌股关节及内侧关节间隙变窄，K－L分级3级。

结合患者症状、体征及影像学检查，诊断为膝骨关节炎。

在临床中发现，膝骨关节炎患者就诊时除主诉膝关节疼痛外，也常告诉我们在膝关节周围某些部位疼痛明显，甚至患者的主要就诊原因就是关节外疼痛，也有些疼痛平时不被患者感知，但经过医生的查体按压后才表现出来，这些关节外疼痛应该引起我们的重视。研究发现，关节外疼痛的部位包括纤维性关节囊与关节囊韧带（关节周围疼痛）、股四头肌等关节周围的肌肉（关节支持的软组织疼痛）、肌腱附着部位及关节囊附着部位。膝骨关节炎的病理因素是关节软骨的退变，但是因为软骨、半月板、交叉韧带等关节内结构缺乏痛觉神经，因而这些部位单纯的退变损伤不会引起疼痛，大部分为炎症引发的继发性疼痛和关节周围支持结构来源的疼痛。赵勇教授在分析膝关节疼痛时将其划分为关节内疼痛和关节外疼痛，关节外的疼痛来源于周围软组织，这也是从筋论治的主要关注点。在这些痛点中，往往患者主诉较为明显的一个或数个痛点是我们最应该关注的，也是治疗的关键所在，这些最明显的痛点被认为是关节疼痛的"致痛源"。所以赵勇教授在临证治疗膝骨关节炎时会着重进行膝关节周围软组织的检查，首先沿髌骨周缘、髌韧带、内膝眼、外膝眼、膝关节内侧关节间隙、膝关节外侧关节间隙、胫骨内侧髁、胫骨外侧髁、股骨内侧髁、股骨外侧髁进行按压触诊，于压痛部位寻找质韧筋结点，这些疼痛部位有部分与患者主诉的疼痛部位相一致，有些则只有通过触诊按压才会显现出来，是潜在的病灶点。赵勇教授认为，这些筋结点是导致膝关节疼痛和功能障碍的重要原因。所以赵勇教授的总体思路是：关节内疼痛、肿胀等通过膝关节注射治疗，而关节外疼痛、压痛采用铍针松解、手法治疗。

二、概述

膝骨关节炎是膝关节最常见的疾病，好发于中老年，女性多于男性。其主要病理变化是随着膝关节软骨的退行性改变，包括软骨肿胀、碎裂、脱落，骨结构进行重组并出现增生硬化，关节间隙逐渐变窄甚至消失。膝骨关节炎作为一种骨病，从筋论治的思路一直是学术界研究的热点。

中医讲"膝为筋之府""筋主束骨而利关节"，在膝关节周围有六条经筋循行经过，经筋有别者，有支者，有结于关节以远者，有跨关节止于近端者，有起于近端向心性行走者。"足太阳之筋，起于足小趾……斜上结于膝……结于腘……上腘中内廉，与腘中并上结于臀""足阳明之筋……上结于膝外廉，直上结于髀枢……结于外辅骨""足少阳之筋……上循胫外廉，结于膝外廉。其支者，别起外辅骨，上走髀，前者结于伏兔之上，后者结于尻""足太阴之筋……络于膝内辅骨（胫骨内侧髁部）""足少阴之筋……上结于内辅之下，并足太阴之筋，而上循阴股""足厥阴之筋……上循胫，上结内辅之下，上循阴股"。

这些经筋在循行过程中均经过膝关节，对膝关节形成合拢，走行方向和经络大体一致，太阳在后，阳明在前，足三阴之筋分布于膝关节的内侧。中医认为"筋束骨"，同时筋也依附于骨骼，正是这种依附的特性才使得筋束骨的功能得以完成，依附的部位在现代解剖学看来就是肌肉的起止部位。从十二条经筋原文不难看出，经筋结和聚的位置正是肌肉的起止部位，而经筋的循、挟则常是肌腹的部位。因此，经筋的循行与肌肉、筋膜关系密切，同时，经筋的结、聚、循、挟点与肌肉解剖特点也密不可分。结和聚是经筋在循行过程中功能点的分布，而循和挟则是经筋循行分布所呈现的线和面的体现。结和聚之处多是指肌肉肌腱的起止点，这些起止点，有时并不能用点概念来概括，因不少止点呈条、束、片状，如：足太阴经筋"其内者，着于脊"，附着于脊柱上，呈条束状；手厥阴经筋"散胸中，结于贲"，止于膈部，呈片（面）状。循和挟的位置多在肌腹部位，这些结、聚、循、挟点的连线则很容易形成经筋走行的线状结构。

通过对这些经筋的结点、聚点、挟点、循过之处进行分析，我们认为在膝关节中，经筋多是对关节周围肌肉韧带的功能的概括。如足太阳经筋主要是对腓肠肌、比目鱼肌、股二头肌功能的概括，足阳明经筋主要是对趾长伸肌、胫骨前肌、髌韧带、股四头肌功能的概括，足少阳经筋主要是对腓骨长肌、腓骨短肌、髂胫束以及股外侧肌的部分功能的概括，足三阴之筋则与膝内辅骨有密切的关系，这多符合现代解剖的胫骨内侧髁、鹅足部位，主要有半膜肌、半腱肌、缝匠肌、内收肌，远端则多指与太阳之筋合而向上的趾长屈肌、胫骨后肌。经筋在循行途中分别或重复结、聚于关节部和肌肉丰厚之处，肌腹、肌腱长期受力容易导致局部组织劳损，其应力集中点的劳损为最重，这些着力点正在肌腱、韧带与骨的结合部。所以在膝骨关节炎患者中疼痛部位也多是膝关节周围肌腱、韧带、滑囊在膝关节的附着部位。这些点告诉我们如何查找可能的病灶点，也让我们认识到疼痛的解剖基础，并提供了相应的治疗思路。

三、从筋论治

（一）查找筋结点

（1）髌骨周围筋结点：此筋结点一般是沿髌骨周围分布，以内外侧缘最为多见，患者主诉膝关节前方疼痛，可在髌骨侧面或侧缘的附近触及痛点或紧张的筋结点。这些筋结点位置表浅，易于寻找，手下常有明显的米粒样结节，按压时伴有明显的疼痛。

（2）股四头肌肌腹筋结点：由髌骨逐步向近端按压，可在股四头肌肌腹部位触及质韧、紧张、长条状的筋结点，循摸时进行横向拨动可明显触及范围较大的筋结，按压时患者有酸胀、疼痛感，力量较大或较深时会有向远端放射感。

（3）内收肌筋结点：由股骨内侧髁逐步向近端按压，可在内收肌肌腹部位触及紧张的筋结点，由于内收肌常处于紧张状态，患者常不自知，循摸时需要轻力度按压，避免引起患者不适。

（4）阔筋膜张肌筋结点：由股骨外侧髁沿股骨外侧缘逐步向近端按压，可在阔筋膜张肌部位触及质韧、紧张、长条状的筋结点。

（5）腘绳肌筋结点：由股骨内、外侧髁后缘逐步向近端按压，在股二头肌、半腱肌、半膜肌肌腹部位可触及相应的紧张筋结，患者伴有酸胀疼痛并有向远端放射感。

（6）膝关节后侧筋结点：在膝关节后侧会触及腓肠肌内、外侧头部位的筋结点，该部位按压后多具有疼痛感和酸胀感，弹拨可明显感触到条索状结节。在腘窝远端的内侧深层也会有筋结点，这些筋结点可能处于腓肠肌肌腹，也可能位于深部的腘肌。我们应该认识到腘肌在膝关节旋转及稳定方面的重要作用，对此处的松解往往能够缓解后侧酸胀不适感。

（二）解结止痛

1. 关节腔注射

膝关节腔注射是治疗膝骨关节炎的重要方法，玻璃酸钠是关节注射的主要药物成分，可起到润滑关节、消炎止痛的作用。玻璃酸钠可以显著降低患者关节滑液中 IL－6、IL－8 等炎性细胞因子含量，高分子量玻璃酸钠可诱导内源性透明质酸的产生。玻璃酸钠治疗膝骨关节炎在临床中具有一定的争议，曾有临床报道称玻璃酸钠对膝骨关节炎无效，这可能和我们在临床中选择的患者群体有关。关节腔内的注射治疗能够减轻肿胀、增加润滑、缓解疼痛，有利于周围组织顺应性的改变，从整体考虑这些作用对于恢复筋的柔和的生理状态具有一定的意义。

2. 铍针松解治疗

（1）定位：治疗膝骨关节炎在选择定位点时，首先应将膝关节疼痛分为膝前疼痛、膝内侧疼痛、膝外侧疼痛、膝后疼痛四个类型，然后以患者主诉疼痛区域为主，向躯干近端寻找压痛点。将股骨四周的肌肉分为前后内外四组肌群以与膝关节疼痛部位相对应，膝前痛以股四头肌为主要寻找点，膝后痛以股二头肌为主要寻找点，膝内侧疼痛以内收肌为主要寻找点，膝外侧疼痛以阔筋膜张肌和阔筋膜为主要寻找点，沿膝关节前后内外四个力线方向寻找，肌腹部位筋结点一般定位均较为明确，局部解剖结构特点清晰，筋膜部位常常在张力增高的位置和可触及筋膜的僵硬条索位置定点，明确定位点后，用指端压痕做十字标记并作为进针点，注意十字的交叉点对准压痛点的中心。

（2）操作：用安尔碘、碘伏或酒精常规消毒进针点，术者一手拇、示指捏住针柄，使针尖对准皮肤十字压痕的中心，双手骤然向下，使针刃垂直进针。操作过程中患者多有酸胀感，针对膝关节内侧疼痛在内收肌筋结点进行松解时应避开血管、神经。在腘窝后侧松解时一般不在中心部位进行，多选择腓肠肌肌腹、腘肌肌腹部位。松解后出针，用无菌棉球或无菌纱布块按住局部 2 ~ 3 分钟，外敷无菌敷料，24 小时内保持敷料干燥、清洁。

3. 手法治疗

手法治疗也是赵勇教授治疗膝骨关节炎的常用方法，他除运用常规的膝关节局部的揉法、㨰法、点穴等手法外，还重点对股四头肌进行放松，并对臀大肌等髋部肌群进行松解。有研究认识到髋部肌群的紧张、痉挛使股骨位置异常，进而对髌股关节、胫股关节的位置关系造成影响，产生膝骨关节炎的疼痛症状。所以我们在临床中的手法治疗不拘泥于某一固定的套路，更多的是通过触诊查体分析病灶部位，有针对性地制订手法治疗方案。并且在体位选择上，多是平躺、侧卧甚至俯卧相结合，对腘窝后侧结构治疗时也应根据手下感觉选择膝关节的屈伸角度。这些手法的细节操作有利于对组织结构完整彻底地松解调整。

4. 康复训练

膝骨关节炎相关的肌群比较多，引起的肌群力学平衡失常较为复杂，应根据患者的病症特点，分析患者存在的肌力不平衡，强化肌力较差的肌群。一般情况下，我们多将拉伸和锻炼两种康复训练方式同时运用。将肌群分为前后和内外两组，患侧以拉伸为主，对侧以增加肌力为主，因为患侧已经采用解结止痛铍针治疗，除必要的拉伸锻炼外，其他训练应减少，对侧增加肌肉力量，是为了维持治疗侧的松解和拉伸效果，通过保持膝关节的力学平衡达到增加膝关节功能的目的。赵勇教授认为膝骨关节炎的康复训练要整体考虑，不能单纯以某一种训练来解决所有的膝关节问题，对于肌力较差的肌群，也就是疼痛侧的对侧肌群应着重进行锻炼。

四、按语

膝骨关节炎的治疗应遵循筋骨同治、内外协同、分段对待的原则。膝骨关节炎病理损伤包括关节的磨损和肌群的力学失衡，所以关节内的骨质损伤和关节外的软组织损伤都应作为膝关节炎治疗的靶点。此例患者关节内骨质损伤治疗选用玻璃酸钠注射液进行关节腔注射治疗，关节外软组织损伤采用铍针松解治疗，体现了筋骨同治、内外协同的治疗原则。早中期的膝骨关节炎应用筋骨同治、内外协同的原则治疗多可取得良好的效果，然而对于关节内骨质异常增生、关节间隙消失的重度骨关节炎，关节外的力学平衡已被打破，此时应着重处理关节内的结构性损伤，必要时采取手术治疗。此外，随着对膝关节认识的加深和对经筋理论的不断探索，踝关节和髋关节对膝关节的影响也逐渐被认识到，目前松解臀大肌的治疗方法对膝骨关节炎临床症状的缓解疗效也逐渐被认可，临床应加以应用和推广。

股四头肌是临床中针对膝骨关节炎进行治疗的主要肌群，对于提高关节稳定性等具有临床意义，这一点不论是在学术界还是在患者群体中都被普遍认同。同时我们不要忽视膝关节后方肌肉在致痛与止痛方面的作用。如腘肌就是很容易被忽略的。腘肌是位于腘窝底部的一小块肌肉，位置深且隐蔽，功能是使膝关节屈曲，对维持小腿的旋转稳定性也具有一定作用。很多膝骨关节炎患者均不同程度地表现为膝关节后方的酸胀疼痛，走路、下蹲和跑步等均会诱发疼痛，而下坡或下楼梯则加重疼痛，此种情况应对腘肌进行治疗。腘肌的治疗点一般在水平位上与腓骨头处于同一平面，在腘窝的下内侧，临床中可按此进行定位，松解过程也是相对安全的，出现血管及神经损伤的可能性较小，操作时应缓慢进针，到达骨面后稍提起进行不同方向的松解，一般患者会有较为强烈的酸胀感或抽搐感。

总之，对于膝骨关节炎，我们不应只是关注影像学的骨质增生变化，更重要的是整体分析筋在膝关节疼痛中发挥的作用，从筋论治、筋骨并重将是未来研究或治疗取得突破的重要方向。

第九节　陈旧性踝关节扭伤

一、典型病例

患者女性，43岁，主因"左踝部扭伤后疼痛伴活动受限2个月"就诊。患者2个月前不慎扭伤后出现左踝关节外侧疼痛肿胀伴活动受限，行走后加重，遂至我院就诊。X线片示骨质未见明显异常、无骨折征象，诊断为踝关节扭伤，予以活血化瘀类中药外用、支具固定等治疗。患者间断至门诊复查，均被给予以继续外固定、外用药物的治疗方案，患者自觉踝关节活动受限，无法屈伸活动，后于赵勇教授门诊就诊。查体见左踝部外固定中，左外踝部位轻度肿胀，踝关节外踝尖下方及前下方局部压痛（＋），踝关节屈伸活动严重受限，无法自主活动，抽屉试验及外翻试验（－）。诊断同前。

因患者踝关节无法自主活动，故赵勇教授接诊此患者后，首先考虑其是否有神经损伤的可能性，但检查患者皮肤未见感觉明显减退或过敏现象，患者无腰臀部疼痛及放射性疼痛麻木等，直腿抬高试验及加强试验阴性，梨状肌紧张试验阴性，膝腱反射阳性，跟腱反射阳性，股四头肌、踇背伸肌群、腓骨长肌、腓骨短肌、跖屈肌群肌力均正常，头颈部无异常，霍夫曼征阴性。赵勇教授认为，从查体上看不存在神经损伤的征象，且患者中年，无基础疾病，无相关病史，故又将重点放在了踝关节本身。赵勇教授对内外踝部位的肌腱、韧带等进行了简单的手法松解，左手握住前足，右手掌把托住足跟部，对踝关节进行顺势牵引并在维持牵引下进行反复屈伸数次，可闻及踝关节有数下清脆的弹响，之后让患者主动屈伸踝关节，见踝关节基本可正常屈伸活动，患者大为赞叹和高兴，说2个月以来从没有一位医生亲自用手法治疗，只是一味地让进行活血化瘀等中药治疗及减少活动等。

赵勇教授总结认为踝关节扭伤符合中医讲的"筋出槽"范畴，筋出槽久后必然导致骨骼位置发生微小改变，这种微小的改变可能造成患者关节的对位不良，即形成"骨错缝"，出现关节屈伸不利，这时要做的是解除筋的绞索，恢复骨的位置，在顺势牵引下进行少量活动引导筋的位置复原，对于骨的

99

微小错位，这只是最基本的手法治疗。

"筋出槽""骨错缝"是中医骨伤科的特有名词。筋都有其相对固定的解剖位置，由于损伤或体位改变，筋的位置（槽）发生改变，并出现相应的局部症状，甚至影响到全身功能活动的协调，称之为"筋出槽"。临床上的肌腱、韧带、筋膜的撕裂、撕脱、粘连与痉挛等大都属于"筋出槽"。骨与骨之间靠臼或缝隙相连，通过软组织（肌腱、韧带、软骨、关节囊及滑液囊）的维系而稳定有序，由于外力损伤或体位改变、肌肉强烈收缩、持续劳损等原因而使骨缝发生错乱从而出现功能异常，称为"骨错缝"。筋骨相近，伤筋多及骨，伤骨必损筋，有骨错缝必然伴随筋出槽，但并非所有的伤筋都合并关节错缝，但长时间筋出槽可引起骨错缝，应该严格区分。筋出槽一般可以自行恢复，而骨错缝常需手法纠正。"骨错缝、筋出槽""骨对缝、筋入槽"是历代学者从无数直观的临床现象中总结而来的，但在现代医学领域里缺乏充足的客观依据。这也可以作为我们进一步研究和探讨的方向。

中医骨伤科典籍《医宗金鉴·正骨心法要旨》中讲道："若脊筋陇起，骨缝必错，则成伛偻之形。当先揉筋，令其和软，再按其骨，徐徐合缝，背脊始直。""若骨缝叠出，俯仰不能，疼痛难忍，腰筋僵硬，使患者两手攀索，两足踏砖上，每足下叠砖三块踏定，将后腰拿住，各抽去砖一块，令病人直身，又各去一块，如是再三，其足着地，使气舒瘀散，陷者能起，曲者可直。"唐代《仙授理伤续断秘方》中有："凡左右损处，只相度骨缝，仔细捺捼，忖度便见大概"。这些都是关于"筋"和"骨缝"的辨证及施治方法。

《医宗金鉴·正骨心法要旨》中提出，"手法者，正骨之首务"，强调了手法是治疗骨伤科疾患四大方法之首，其中有专门针对"骨错缝"和"筋出槽"的手法。手法治疗强调技巧和功力，要求一准、二巧、三狠。

而我们的铍针解结止痛技术对于陈旧性踝关节扭伤具有很好的疗效，针对踝关节扭伤日久后出现的周围筋的挛缩、粘连等，可有效进行松解，恢复筋的正常束骨状态和功能，在操作上应注意选择相应的治疗点。

二、概述

踝关节扭伤为最多见的关节扭伤，临床表现为踝关节局部疼痛、肿胀及功能障碍，但70%的患者最终会遗留关节不稳和复发性踝关节扭伤，成为陈旧性踝关节扭伤或慢性踝关节不稳。慢性踝关节不稳又分为机械性踝关节不稳和功能性踝关节不稳，其中功能性踝关节不稳最为常见，也是我们选择治疗的主要对象。

功能性踝关节不稳以反复发作或感觉到踝关节肌肉萎缩、持续疼痛无力，踝关节活动范围减少，自我报告功能减弱以及在最初受伤后持续一年以上复发踝关节扭伤为特征。长期的功能性踝关节不稳会使踝关节扭伤的后遗症状持续加重，会使踝关节发生骨关节炎和关节退行性疾病。

踝关节扭伤以外侧扭伤最为常见，其与外侧韧带较内侧薄弱、外踝比内踝低以及距骨在踝穴中的位置有关。距骨滑车前宽后窄，当踝关节处于中立位时，距骨滑车前方较宽的部位位于踝穴内，当踝关节跖屈时，距骨滑车后方较窄的部分进入踝穴，两者相比，前者较后者稳定，即踝关节易在跖屈位扭伤。踝关节的外踝长，内踝短，故易造成内翻损伤，踝关节的关节囊前后松弛，两侧紧张，因为关节周围的韧带前后薄弱而两侧较强，其中内侧副韧带较外侧副韧带强大，故易造成内翻损伤。

踝关节发生扭伤后失治、误治或积劳成疾，导致损伤的韧带无法愈合至正常水平，出现变薄、被拉长、断裂、瘢痕愈合等情况。韧带周围本体感觉的下降，使得踝关节活动时本体反射发生延迟，周围组织张力发生变化，韧带对骨性结构运动难以提供有效限制，造成陈旧性踝关节扭伤，日久则局部韧带及周围组织容易形成紧张性筋结点，而容易出现踝关节的习惯性扭伤、慢性疼痛、无力等。

根据疼痛避让的原则，当踝关节发生扭伤后，人体为了减轻疼痛必然会调整部分肌肉的力量，长期维持这种状态则会在部分肌肉的肌腹或起点部位形成紧张性筋结。

跌打损伤，瘀血凝滞，筋体不正，筋脉失和，日久筋骨不得濡养或痿废不用，而发筋痿、筋纵、筋缩等，踝关节软组织或骨结构发生摩擦、撞击或挤压，形成疼痛、肿胀、功能活动受限、行走不稳等一系列症状。

三、从筋论治

（一）查找筋结点

（1）外踝前下方筋结点：可分布于外踝尖前下方或下方，以前下方最为常见。首先定位外踝尖部，在外踝尖的前下方（或下方）的皮下可触及一硬性筋结，较为紧张且较有韧性，呈条索状或长斜形，质硬，推之可移，拨动时伴有疼痛。

（2）小腿外侧筋结点：多分布于腓骨头前下方及胫骨前肌外侧区域，按压后进行左右拨动，可触及紧张性筋结，按压以酸胀感为主。在小腿中段腓骨长肌或腓骨短肌肌腹部位多存在紧张性筋结，按压或拨动多有向远端放射感。

（二）解结止痛

1. 铍针松解治疗

（1）定位：定位点主要在外踝前下方区域，根据循筋摸结再寻找近端肌腹和起点部位的治疗点。确定治疗点后用指端十字压痕做标记或记号笔做标记，确定治疗点过程中嘱患者体位勿发生变化。

（2）操作：常规消毒进针点，术者一手拇、示指捏住针柄，使针尖对准皮肤十字压痕的中心，双手骤然向下，使针刃垂直进针。外踝前下方的筋结点相对固定，松解过程中针下感觉较为明显，而小腿外侧筋结点需要仔细进行触诊，该部位的筋结点分布不固定，根据不同的部位进行多点式或一点线式松解。松解后出针，用无菌棉球或无菌纱布块按住局部2～3分钟，外敷无菌敷料，24小时内保持敷料干燥、清洁。

（3）针法心得：在外踝前下方的筋结点，针尖进入皮下后则可抵住紧张性筋结点，加压后即可进入，针下感觉犹如针被夹于胶皮中，用力突破后针下空虚即为达到松解点，退针后沿筋结的大体结构和走行进行纵向多点式松解，可闻及"咔咔"音，直到质韧筋结点有所松软。松解过程中不可进针过深，避免进入关节腔。

松解小腿外侧筋结点，针下感觉较外踝部位软，突破筋膜层犹如针扎破纸张，可闻及"沙沙"样声音。根据肌肉的走行方向进行一点线式松解或对疼痛区域进行多点式松解，如筋结点偏腓骨头部位，松解过程中应避免扎至骨面，若出现向远端的放射感，应该是刺激到了腓总神经，应立即退针并调整针尖的方向进行松解。

2. 手法治疗

（1）整体放松：患者卧位，以㨰法、按揉法等手法放松小腿及足部肌肉，踝关节前外侧疼痛则着重放松以胫骨前肌为主的小腿前侧肌群和以腓骨长肌、腓骨短肌为主的外侧肌群，踝关节内侧疼痛则着重放松以胫骨后肌为主的小腿内侧肌群和以小腿三头肌为主的后侧肌群，同时要放松内踝下方至足弓部。

（2）理筋解结：先用鱼际或掌根按揉内、外踝周围损伤疼痛部位，逐步向小腿及足底肌群寻找筋结点，并以一指禅、掌揉或指揉手法松解筋结。

（3）搓擦整理：在损伤局部施擦法，以透热为度，并从小腿自上而下搓擦理顺筋肌。

（4）踝关节拔伸摇法：一手托住患足跟部，另一手握住其足趾部做牵引拔伸，在拔伸的同时轻轻摇动踝关节，并配合做足部外翻牵拉动作，然后再做足部内翻动作，重复3~5次，以舒筋通络。

四、按语

对于急性踝关节扭伤者，应进行正确的评估，完善影像学检查，以明确是否存在韧带断裂的情况，且急性踝关节扭伤要积极进行正确的治疗，严格按照急性踝关节扭伤的治疗原则进行治疗，告知患者急性损伤出现慢性踝关节不稳的可能性较高。

日常生活中要保持良好的姿势，积极进行针对性的康复锻炼，早期避免过度运动，局部保暖，避免感受风寒，增强下肢的肌肉力量，提高踝关节的稳定性。

对于反复踝关节扭伤导致慢性损伤的患者及对运动要求较

高的患者，可以根据情况进行手术治疗，手术多针对机械性不稳和功能性不稳。

康复训练主要是进行踝关节伸展、本体感觉和肌肉力量训练。外侧不稳主要进行提踵训练、内翻及外翻抗阻练习等。内侧不稳主要锻炼胫骨后肌、胫骨前肌、踇长屈肌等的肌力。

第十节　跟痛症

一、典型病例

患者女性，56 岁，主因"右足跟部疼痛 2 周"就诊。患者 2 周前无明显诱因出现右足跟部疼痛，晨起或久坐后开始行走时疼痛加重，活动后可减轻，继续行走或负重时疼痛加剧，跟骨周围无肿胀或仅有轻度红肿。至我院就诊，X 线片示跟骨结节部有粗糙的骨质增生或骨刺形成，诊断为跟痛症，予以活血化瘀类中药、膏药外用等治疗，患者疼痛程度较前有所好转，但久行后、久坐站立后仍疼痛及活动受限，后患者至赵勇教授门诊就诊。

查体：右足跟轻度肿胀，跟骨负重区跟骨结节偏内下侧压痛，跟腱止点部位压痛阴性，踝关节及足趾活动正常。

结合患者症状及体征，诊断为跟痛症。

针对跟痛症，赵勇教授一般会采用铍针松解治疗。赵勇教授认为跟痛症和肩周炎一样，是一个笼统的描述性诊断，只是对患者症状进行了描述，并未对引起疼痛的原因进行深究，我们需要仔细甄别引起疼痛的原因。在跟痛症的诊断上有不同的分类，包括跟骨滑囊炎、跟骨脂肪垫炎、跖筋膜炎等。从疼痛部位上来说脂肪垫损伤和跟骨滑囊炎的压痛点在跟底中部或偏内侧；跟骨骨膜炎的压痛点在跟底后偏外侧；跟骨骨刺的压痛点在跟底脂肪垫前、跟骨结节前内侧。确定痛点后采用直径0.6 mm铍针进行多角度松解，可起到减压减张的作用，可以较快地缓解疼痛症状。临床上还应重视对小腿三头肌肌腹部位筋结点的治疗，对顽固性跟痛症患者进行小腿后侧筋结点的松解治疗，往往能取得不错的治疗效果。

二、概述

跟痛症是足跟部周围疼痛疾病的总称，多指跟骨下组织因急、慢性损伤引起的一种无菌性炎性病症。临床上以跟骨下肿胀、疼痛及足跟部不能着地行走为主要特征。跖筋膜炎指发生于跟骨结节起始部的足底跖筋膜无菌性炎症；跟骨脂肪垫炎指由于跟骨下脂肪垫损伤而引起的局部肿痛的病症。跟痛症好发于中老年人及肥胖者，以及中长跑、跳跃、体操、篮球等运动员。跟痛症有不同的分型及其症状特点，具体如下。

1. 跖筋膜炎型

（1）症状：晨起足跟着地时感疼痛，行走后有轻度缓解，再休息后可明显减轻或完全缓解，疼痛性质为刺痛。

（2）体征：大部分患者足跟局部无红肿，皮肤温度正常，压痛点局限于跟骨结节中央及跖筋膜附着处，其他部位无压痛。

（3）X线片：大部分患者有跟骨骨质增生形成。

2. 跟骨滑囊炎型

（1）症状：足跟疼痛多在跟骨的跖侧负重面跟骨结节附近，长时间站立症状会明显加重，休息和穿厚跟软底鞋症状可缓解，疼痛的性质大多为刺痛，少部分患者主诉为钝痛，好发于青壮年。

（2）体征：跟骨结节下方肿胀、压痛，按之有囊性感。

（3）X线片：部分患者有跟骨骨质增生形成。

3. 跟骨脂肪垫炎型

（1）症状：足跟疼痛多在跟骨跖侧负重面，长时间站立症状会明显加重，休息和穿厚跟软底鞋症状可缓解，疼痛性质大多为刺痛，少部分患者主诉为钝痛，好发于老年人。

（2）体征：跟部压痛点主要在跟骨跖侧，但并不局限，有僵硬、肿胀，但按之没有囊性感。

（3）X线片：有时会显示有脂肪垫钙化。

4. 跟骨内压增高型

（1）症状：典型症状是休息痛，也有少部分患者是活动痛，活动量越大疼痛越重，疼痛的性质为酸钝痛。

（2）体征：整个足跟部均有压痛。

（3）X线片：大部分患者跟骨侧位片、轴位片正常，未见明显跟骨骨质增生形成。

5. 神经卡压型

（1）症状：疼痛位于跟骨内侧，行走时疼痛，但不随行程的增加而加重，疼痛的性质为钝痛。

（2）体征：跟骨内侧面有一局限压痛点，而其他部位无压痛。

（3）X线片：大部分患者跟骨侧位片、轴位片正常，未见明显跟骨骨质增生形成。

明确了以上内容才能进行有针对性的治疗。

三、从筋论治

（一）查找筋结点

（1）足跟部筋结点：此筋结点位于跟骨底部，是跟痛症患者主诉的痛点，同时也是主要的铍针治疗点，易于寻找。患者俯卧位，足部放于床边，医者用拇指指腹逐步进行按压，局部皮肤厚，按压时应稍用力，并进行横向拨动，可触及明显质韧甚至坚硬的结节，多伴有压痛。该部位查找出现的痛点也多是病灶点。

（2）涌泉、然谷附近筋结点：此筋结点多为潜在压痛点，一般不作为铍针治疗点。但在经筋手法治疗时，却可以作为主要的治疗靶点。一些患者压痛点位于涌泉附近，而另一些患者的压痛点则位于然谷附近。

（3）小腿后侧筋结点：小腿后侧筋结点也相对容易查找。可沿腘窝向下，分别沿腓肠肌两块肌腹逐步进行按压，可触及质韧、紧张、长条状筋结点，按压时有酸胀感。研究表明，小腿三头肌形成跟腱后止于跟骨结节，仍有部分筋膜延续于跟骨结节的底部和跖筋膜，所以小腿部位的筋结点既可以造成跟骨部位的疼痛，同时跟骨部位的疼痛也可让小腿部因为姿势等原因形成筋结点，二者相互影响。

（二）解结止痛

1. 铍针松解治疗

（1）定位：一般取足底部筋结点。触摸时多有硬、厚感或结节感，同时伴有压痛。足跟部由于皮肤厚、痛点多、范围大，触摸时要用力、仔细，定位时可用记号笔标记。

（2）操作：一般多采取铍针与封闭结合的治疗方法。铍针也采用相对刃长在 1 mm 左右的粗针。定位消毒后先用适量曲安奈德或复方倍他米松与 1.5 ml 2% 利多卡因、2 ml 生理盐水混合，在跟骨结节部呈扇形浸润注射后出针；再从原针道垂直皮肤刺入铍针，松解筋膜层或脂肪垫，将高张力的筋膜层多方向松解后出针，出针后注意适当按压止血，并用无菌敷料外敷，24 小时内保持敷料干燥、清洁。

（3）针法心得：足跟部由于皮肤厚而硬，局部结节触感不是十分清楚，在定位触诊时要稍用力。铍针松解时，主要是针对增生肥厚的跖筋膜和脂肪垫，由于局部组织增生、韧性增加，针刺松解力度应根据针下硬度的强弱而进行调整，松解要充分。

小腿后侧筋结点也应松解，对此处松解时应选择较为细小的铍针，进针后达到筋膜层，在松解过程中患者多有酸胀感，并伴有肌肉收缩或弹跳的感觉，在松解过程中力求引起肌肉的收缩，这样也是筋结点松解到位的一种表现。

2. **手法治疗**

（1）放松手法：患者俯卧位，医者用㨰法、按揉法、掌推法自足跟底部至跖筋膜往返治疗，再沿小腿三头肌反复进行弹拨、牵伸治疗数次。

（2）循经理筋：寻找到足底然谷、涌泉附近的潜在压痛点，此为经筋聚点，按压此处的同时再按压患者主诉痛点，疼痛会明显减轻，以按揉手法松解潜在压痛点2~3分钟。再以同样方法寻找小腿三头肌的经筋聚点，其多位于腱腹联合部位或肌腹部位。

（3）推擦足跟部：医者施掌揉法或摩法于足跟部，最后自足跟沿跖筋膜方向施擦法，以透热为度。

四、按语

对于跟痛症，我们往往都是想到局部可能有骨刺，这也是患者普遍会咨询的问题。在临床中我们也很容易通过影像学检查观察到是否存在骨刺，并且通过影像学检查可以排除其他引起足跟疼痛的病症，比如骨囊肿、Haglund 畸形（综合征）、骨折等。

赵勇教授认为，要理解跟骨骨刺的形成原因和过程，骨刺不是产生疼痛的最主要原因，在治疗时也不能把骨刺去掉。由于在运动中反复地牵拉跖筋膜起点部位的骨骼，人体就会认为此处的结构已不足以承受这些应力，从而调动钙盐等沉积于此来加强这个点的结构，时间久了就会形成跟骨骨刺。所以从本质上来说，骨刺也是"无辜"和被动生成的，骨刺是人体跖筋膜被长期反复劳损的结果。所以，当看到患者足跟部形成骨刺时，即使目前患者没有疼痛症状，也应明白局部已经存在过大的劳损了，告知患者进行正确的休养和康复才能避免在不久的将来出现疼痛等症状。

除了骨刺，跟骨局部的微骨折、骨内压升高等也是跟骨部位疼痛的原因。跟骨外壳坚硬，但内部为松质骨骨小梁，随着年龄增大，这些松质骨会变得越来越疏松，强度逐步降低，当我们走路过多或活动剧烈时内部骨小梁会损伤甚至断裂，也就形成了微骨折。在足跟负重时由于突然受到冲击力，跟骨就会出现明显的压缩骨折，这种骨折也经常被忽视。若出现了这种骨质疏松或者微骨折，那么疼痛的范围往往更广泛，多是一小片区域，并且疼痛会持续一段时间。再有就是由于跟骨在人体最低处，跟骨内的静脉血液容易变慢，在跟骨内部形成淤积，导致跟骨内的压力无法得到释放，压力升高从而引起疼痛。

在跟痛症的治疗中，中药熏洗、冲击波、筋膜枪、局部封闭均是能够缓解症状的方法，但很多患者经治疗后症状虽短期缓解，但难免复发。所以应控制剧烈运动，避免足跟部受刺激，垫一块海绵以缓冲对骨刺的过度刺激。平时可以使用按摩球按揉足底。

对跖筋膜和小腿三头肌进行适当的拉伸是减少复发、增强跖筋膜张力、促进炎症吸收和代谢的重要方法。拉伸的方法有扶墙法、斜坡法、牵拉法等。以扶墙法为例，身体距离墙一小步，双手扶墙，两腿呈弓步，患肢在后，足跟不离地，使得小腿肚稍有疼痛感，持续 15~20 秒，每天坚持做 40~50 个。

第四章　脊柱相关病症

第一节　颈椎病

一、典型病例

患者女性，45 岁，主因"间断性颈项部疼痛 1 年，加重伴右上肢疼痛麻木 1 周"就诊。患者 1 年前无明显诱因出现颈项部疼痛，尤以劳累及伏案工作后加重，休息几日后症状有所缓解，未予重视，以后病情反复发作，每遇劳累及受凉后加重，休息后减轻，1 周前因劳动后以上症状加重，同时伴右上肢疼痛麻木，疼痛沿颈部、肩后部至右前臂及右手拇指背侧走行，无头晕头痛，无行走踩棉花感，无胸腹束带感，遂来门诊就诊。

查体：颈椎向右侧弯，右上臂呈上举状态，颈椎各个方向活动度尚可，颈椎部分棘突及棘突旁压痛（+），肩胛骨内侧缘、肩后部压痛（+），颈后部、肩胛骨内侧缘、肩胛骨后侧、肩后（肩贞穴）处可触及紧张性条索，椎间孔挤压试验（+），臂丛神经牵拉试验（+），压顶试验（+），右手拇指背侧皮肤针刺觉较对侧轻度减退，肱二头肌反射、肱三头肌反射、桡骨膜反射（＋＋），肱二头肌、肱三头肌、拇背伸肌群、拇长屈肌、屈腕肌群、指伸肌肌力5级，霍夫曼征（－）。

颈椎正侧位及双斜位 X 线片：颈椎退行性病变，生理曲度变直，C5～C6 椎间隙变窄，斜位片示椎间孔部分狭窄。

结合患者症状、体征及影像学检查，诊断为颈椎病（神经根型）。

赵勇教授认为神经根型颈椎病是临床最为常见的颈椎病类型，我们在认识此病时大都只是关注到颈椎间盘或钩椎关节增生导致神经受压，在实际病症中仍有很多患者表现为神经根症状，但患者的真正病灶位于椎管外，椎管外软组织结构改变对走行于其中的神经形成卡压，同样造成肢体疼痛麻木的神经根症状，这些部位的异常需要我们详细地对患者进行查体才能发现。针对此类患者，赵勇教授都会重新进行查体，首先沿棘突两侧进行按压触诊，在项韧带两侧多可触及米粒样质韧结节，赵勇教授认为这些结节是重要的致痛因素，随即对触诊的结节进行铍针松解治疗，松解时患者有明显的酸痛感。另外，赵勇教授也提倡联合手法治疗，颈椎的旋扳手法在缓解疼痛方面是有很好疗效的，在手法操作中应注重稳、准、巧，注意发力的时机，并根据旋转的角度和发力的方向进行定点的旋扳。中药治疗也是赵勇教授治疗颈椎病常用的方法，临证时以葛根汤为基础方，搭配姜黄、地龙、羌活、桑枝、威灵仙等药物，观舌察脉，辨证加减。总之，对于颈椎病，赵勇教授一直采用铍针松解、手法调整联合中药调理的治疗思路。

除了神经根型颈椎病，椎动脉型颈椎病、颈型颈椎病也是铍针的适应证。尤其是颈型颈椎病，颈肩部的痛性筋结点是治疗的主要点，能够较快地缓解疼痛，对于颈肩部肌肉呈板状、僵硬感极其严重者，铍针治疗能够达到手法无法达到的深度和刺激强度。对于脊髓型颈椎病，赵勇教授则建议手术治疗。

二、概述

颈椎病，是由急性损伤或慢性劳损等原因导致颈部肌肉、韧带、颈椎椎体及椎间盘等退变引起脊柱内外平衡失调，从而挤压、刺激颈部血管、神经、脊髓等组织，产生以颈、肩、背部疼痛，活动受限，肢体麻木，头晕等为主的一系列症状和体征的综合征。颈椎病是慢性退行性疾病，多发于中老年人群，发病率在3.8%~17.6%，呈逐年上升的趋势，并逐步低龄化。据统计约90%的人患有不同程度的颈椎病。其临床症状复杂多变，以颈部活动受限，颈项、肩臂疼痛，上肢麻木为最常见症状。可伴见眼干、头痛、眩晕、失眠、心悸、肢体无力等症状。其临床症状随病变所在椎体的平面及范围而有所差异。

既往将颈椎病分为颈型、神经根型、椎动脉型、交感神经型、脊髓型和混合型，但《颈椎病的分型、诊断及非手术治疗专家共识（2018）》将颈椎病分为颈型、神经根型、脊髓型和其他型，其他型涵盖既往的椎动脉型、交感神经型和混合型，该分型淡化了没有明确病因及发病机制的椎动脉型和交感神经型，仅作为学术指导意见。

颈椎病的常规治疗主要是物理治疗，包括牵引治疗，严重的颈椎病还可以考虑手术治疗。经分析其病因，赵勇教授多从筋论治。颈部肌群错综复杂，共同构成颈椎动力稳定与平衡系统，而且颈部经筋组织丰富，手足三阳经筋均上布于颈项，因此经筋易受损伤而牵扯各肌附着点，引发疼痛并产生筋结点，尤其是颈型、神经根型颈椎病，这些筋结点是导致颈椎病不同症状的根本原因，因此从筋的角度认识和治疗颈椎病更能从根本上解决问题。

三、从筋论治

（一）查找筋结点

（1）解剖角度：枕外隆凸两侧筋结点多是斜方肌、头夹肌、枕肌、头最长肌、胸锁乳突肌的起止点，常可触及压痛或硬结；项韧带筋结点多位于上颈段或下颈段棘突，寰枢椎主头部旋转、C5～C6 主颈部前屈，故两处棘突所附着之项韧带易出现应力集中，形成筋结；颈部棘突旁筋结点位于项韧带两侧，为斜方肌附着部，其深层为棘间韧带，交叉附着在相邻棘突的上下缘，故在棘突下缘或上缘可触及筋结点；肩胛提肌、头夹肌起止点，也是筋结点多发处。

（2）腧穴角度：颈部筋结点常分布于天柱、风池、天髎、肩井、附分、膏肓等处，对应于解剖部位则是枕外隆凸两侧、C1～C7 棘突及椎旁、C1～C4 横突等处。

总体而言，颈型颈椎病主要筋结点位于肩胛提肌、C2 棘突旁，或颈固定肌群（头、颈夹肌，头、颈半棘肌）；椎动脉型颈椎病筋结点多位于椎枕肌、腱弓、环枕后膜、C2 关节囊；神经根型颈椎病的筋结点主要位于斜角肌、颈固定肌群、项韧带及颈背筋膜等。

（二）解结止痛

1. 铍针松解治疗

（1）定位：一般主要在患者主诉疼痛区域寻找压痛点。患者取坐位，颈向前屈，抱臂支撑额部或以物撑垫额部，以充分暴露并放松颈项部。颈椎病治疗点主要集中在项部和背上部肌肉、韧带附着处，常见治疗点为：枕外隆凸两侧的天柱、风池、C1～C4 横突、C1～C7 棘突、肩井、天髎、附分、风门、膏肓等处，其他如上肢相应神经、肌肉走行部位的筋结点等则根据疼痛情况选择。明确定位点后，用指端压痕做十字标记并作为进针点，注意十字的交叉点对准压痛点的中心。

（2）操作：用安尔碘、碘伏或酒精常规消毒进针点，术者一手拇、示指捏住针柄，使针尖对准皮肤十字压痕的中心，双手骤然向下，使针刃垂直进针。

进针后针刃通过皮下到达筋膜，沿经筋走行进行一点线式、多点式或扇形松解。进针深度以刺破张力增高区和正常区交界处为宜，松解 3~6 针。松解后出针，用无菌棉球或无菌纱布块按住局部 2~3 分钟，外敷无菌敷料，24 小时内保持敷料干燥、清洁。每次可寻找 1~3 个痛点进行铍针治疗。

（3）针法心得：颈部深层有重要血管、神经，颈根部及背部深层为肺脏。故在上项线附近进针时，注意避开枕动脉和枕大神经，应熟悉上项线的肌肉走行方向和深度，铍针的操作在筋膜层，达到肌筋膜后稍进针松解则可达到治疗的目的，一定要控制进针的深度；在胸锁乳突肌止点进针时，注意枕动脉在枕动脉沟内的解剖；在肩胛提肌和菱形肌止点进针时，针刃不能刺入太深，一定要在进针前触摸清楚筋结点的位置和深度，不可贸然深刺，此部位松解时可进行斜向松解，以有效避免对胸腔的损伤。必要时，可以押手固定或捏起筋结点，以便于固定针刺方向、控制针刺深度。此外，在对症处理筋结点时，应注意纠正因筋结痉挛而导致的颈椎关节紊乱，恢复颈椎的正常序列，改善椎动脉、颈神经根、颈交感神经的刺激与压迫，从而使诸症状得以缓解。

正确进行铍针松解的基础是对解剖结构的掌握，为确保针到之处即为病所，更应该做到对筋结点邻近血管、神经部位解剖结构的完全掌握。首先，对骨骼位置要有清楚认识，如对寰枢椎位置关系的掌握，是正确判断寰枢关节脱位或寰枢关节间隙变化的前提。其次，还应了解颈部肌肉、韧带的功能。头伸肌群：头半棘肌止于项平面区，为控制头部屈伸的肌群。头旋转肌群：胸锁乳突肌、头夹肌、头最长肌止于乳突区。头固有肌群：椎枕肌止于项下平面区，为头屈伸、旋转肌群的稳定肌群。最后，还应准确评估异常姿势及主被动活动：如颈椎病患者出现的头前倾、颈部后仰受限等情况。颈椎病的病症是复杂的，周围软组织结构（筋）错综复杂，之间有着相互制约、相互平衡、相互代偿的关系，了解清楚这些结构的功能，才能让诊断更为明确，也更能指导我们正确地查找到异常的筋结点。

2. 手法治疗

手法治疗也是赵勇教授治疗颈椎病的常用方法。在临床中，赵勇教授经常使用以下几种手法进行治疗。

（1）颈部放松：患者坐位，术者立其侧后方，采用㨰法、揉法、拿法等对患者的颈肩背部进行整体放松，3~5分钟。

（2）揉推筋结点：以一指禅推法或指揉法揉、推主诉疼痛部位的筋结点，如患者疼痛症状较明显，则从其他筋结点寻找其潜在压痛点，肩胛提肌损伤的潜在压痛点多为 C1 ~ C4 横突后侧筋结点，按压此处常会有较为明显的疼痛感，随着揉推时间的延长，疼痛会逐步减轻，之后再揉推患者主诉疼痛部位的筋结点。

（3）颈项旋扳法：患者取稍低坐位，术者站于患者的侧后方，以同侧肘弯托住患者下颌，另一手托其后枕部，嘱患者颈部放松，将患者头部向头顶方向牵引，而后向本侧旋转，当接近限度时，再以适当的力量使其继续旋转5°~10°并同时向上提，可闻及轻微的关节弹响声，之后再行另一侧的旋扳。后再用放松手法，缓解治疗手法引起的疼痛不适。颈项旋扳手法必须在颈部肌肉充分放松、始终保持头部的上提力量下进行，不可用暴力，旋扳手法若使用不当有一定危险。在真正对患者进行旋扳手法之前，赵勇教授一直在门诊指导学生之间相互进行手法治疗，只有达到手法成熟后才能在患者身上使用，以免造成不良后果。

（4）牵拉肩胛提肌：赵勇教授先引导患者向前、后、左、右四个方向主动活动颈椎2遍，随后一手扶患侧肩部，另一手推患侧头部，做头部侧屈，以牵拉患侧肩胛提肌，交替操作2遍。最后双手拇指同时按双肩胛骨内上角，并嘱患者后仰头部，以牵拉双侧肩胛提肌。

3. 康复训炼

神经根型颈椎病以非手术治疗为主，通过非手术治疗，绝大多数患者能够达到临床治愈，临床症状缓解后则要更加重视康复功能锻炼，积极正确的功能锻炼能够增加颈部肌肉的强度，增强颈椎的稳定性，减少病症的复发。在颈椎病的急性发作期应以静为主、动为辅，在缓解期则以动为主。训练方法包括常规的颈部运动范围训练、肌肉等长收缩训练、颈部意识抗阻训练、颈肩及上肢整体训练等。在姿势上，尤其要注意虚领顶劲、下颌微收，这种姿势有利于颈部功能的改善，要求贯穿于整个康复训练。

4. 中药治疗

中药治疗也是赵勇教授在临证时一直使用的方法。针对不同类型颈椎病特有的临床症状，中药治疗亦具有不同的治法的侧重。神经根型以活血化瘀、行气止痛、滋肝补肾、祛风养血、舒筋通络、滋阴柔筋为主；椎动脉型以平肝熄风、行气疏风、活血化瘀、健脾祛湿化痰、益气养血为主；脊髓型以益气养血、补肾化瘀为主；颈型以散寒湿、止痹痛、活血络、利关节为法；交感神经型以疏肝解郁、宁心安神为主。临床中常用药物按使用频率由高到低依次是：白芍，川芎，葛根，桂枝，黄芪，当归，丹参，鸡血藤，天麻，桃仁，半夏，熟地，白术，牛膝等。葛根汤是赵勇教授治疗颈椎病的基础方剂，其中葛根的用量较大，能够起到解肌止痛的作用，但在应用时应根据患者具体情况随证加减。

四、按语

颈椎病作为一种临床常见病和多发病，从结构上说是颈部肌肉、韧带、椎间盘等组织劳损和退行性改变，并直接或间接地刺激或压迫颈神经根、椎动脉、交感神经、脊髓而导致颈部疾病的发生。从发病机制来说是经筋受损，牵扯各肌附着点，引发疼痛并产生筋结点，进而出现各种不适症状。骨病从筋论治是研究的热点，也是可行的方法，从筋论治的方法并不局限于本书中所重点介绍的松解治疗或手法治疗，康复训练、毫针刺法、中药等治疗均应思考从筋论治的合理方法。

第二节　肩胛肌筋膜炎

一、典型病例

患者女性，55 岁，主因"右肩背部疼痛不适 1 个月余，加重 3 日"就诊。患者 1 个月前长时间伏案工作后出现右肩背部酸痛不适，自行贴敷膏药及适当活动后缓解，3 日前久坐后症状再次出现，并逐渐向左侧放射，活动后略减轻，无上肢放射性疼痛及麻木感，遂来门诊就诊。

查体：背部肌肉僵硬，右侧肩胛内缘广泛压痛，可触及结节，并沿菱形肌分布，局部肌张力略增高。

颈椎正位、侧位 X 线片：颈椎退行性病变，生理曲度变直。右肩关节正位、Y 位 X 线片：未见明显异常。

结合患者症状、体征及影像学检查，诊断为肩胛肌筋膜炎。

肩胛肌筋膜炎是临床常见病，赵勇教授一般采取铍针联合手法治疗的治疗方案，对患者的筋结点进行松解，以达到更好的治疗效果。

二、概述

肩胛肌筋膜炎是指发生于肩背部肌肉、筋膜组织的一种非特异性炎症性疾病，又称"背肌纤维组织炎"。本病多是由于肌肉、肌筋膜等结缔组织受损、慢性劳损或感受风寒湿邪所致，常见于伏案工作者、司机等。病变多累及斜方肌、菱形肌和肩胛提肌等，特别是肩胛提肌，其发生损伤后很容易引起颈肩背部不适，转向和患侧上肢后伸时剧痛。患处肌肉僵硬、压之酸痛，可触及条索状物，揉压患处可使症状减轻，阴雨天气、潮湿环境、感受风寒、劳累等情况下症状可加重。

三、从筋论治

（一）查找筋结点

肩胛区肌肉较多，本病主要涉及斜方肌、肩胛提肌、菱形肌、头夹肌、颈夹肌等。本病涉及的经筋主要是后侧的足太阳经筋。在临床中我们可以从以下 7 个部位中寻找筋结点。

（1）斜方肌枕外隆凸部止点筋结点：位于斜方肌枕外隆凸止点部位，枕外隆凸部位是枕后较为明显的骨性标志，斜方肌损伤时此处常会有压痛，其筋结点会有厚、硬的感觉，按压时多有疼痛感，且多为酸痛、胀痛。

（2）头夹肌枕部止点筋结点：头夹肌位于斜方肌深层，

止于上项线外侧部分及乳突后缘，头部长期过度前伸时，头夹肌劳损，会引起头颈疼痛，此时头夹肌止点容易形成筋结点，有明确的压痛点，同时会有厚、硬的触感。

（3）C1～C4横突后侧筋结点：属于肩胛提肌起点，附近的骨性标志即C1～C4横突后侧，因此循摸时需要注意摸按的方向并非纯侧向按压，而要找到横突后侧，并从斜后方、斜前方按压循摸。此筋结点位于深层，所以结节感也较弱，需要仔细体会，部分患者只有厚、高的触感，按压时多数患者疼痛感明显，且多为较难耐受的刺痛或较强的酸痛感。

（4）平C6～C7水平筋结点：位于肩胛提肌、斜方肌、后斜角肌走行在C6～C7水平的位置，该处无特殊的骨性标志，筋结的结节感不明显，但筋结点会有厚、高的触感，即张力升高所表现出的感觉，按压时部分患者有疼痛感，多为酸痛、胀痛，部分患者的疼痛感会向上及向下传导至其两端的起止部位。

（5）肩胛骨内上缘筋结点：肩胛骨内上缘是肩胛提肌的止点，一般是肩胛提肌损伤的主要筋结点，该部位特点是有骨性标识做参照，易于寻找。循摸此处及附近软组织常有明显的结节感或条索感，按压时有明显的疼痛感。

（6）斜方肌上束肌腹部筋结点：此筋结点多为斜方肌损伤的主要筋结点，多位于肩井附近，属于上斜方肌的肌腹部，斜方肌劳损后由于筋结张力较高，循摸时局部有较为明显的结节感及条索感。

（7）肩胛骨内侧缘筋结点：此筋结点多为菱形肌损伤的主要筋结点，由于有骨性标识做参照，易于循摸。循摸时可将肩胛骨适当内收，再沿肩胛骨内侧缘按压寻找，筋结点会有厚、硬的触感，按压时多为酸痛、胀痛。

（二）解结止痛

1. 铍针松解治疗

（1）定位：一般主要在患者主诉疼痛区域寻找压痛点。肩胛肌筋膜炎患者描述的痛点多位于上斜方肌肌腹部或肩胛内侧缘及内上缘（图8），其中上斜方肌肌腹部至肩胛骨内上缘附近的筋结点是最常进行铍针治疗的部位。其他如斜方肌枕外隆凸部止点筋结点等则根据疼痛情况适当选择。明确定位点后，用指端压痕做十字标记并作为进针点，注意十字的交叉点对准压痛点的中心。

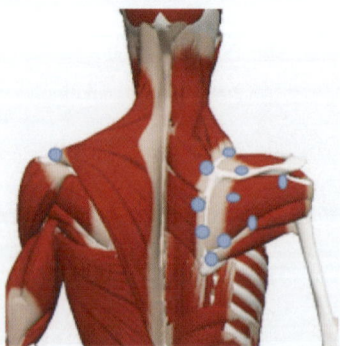

图8　肩胛肌筋膜炎筋结点多发部位

（2）操作：常规消毒定位点，术者一手拇、示指捏住针柄，使针尖对准皮肤十字压痕的中心，双手骤然向下，使针刃垂直进针。进针后针刃通过皮下到达筋膜，沿经筋走行进行一点线式或扇形减张。进针深度以刺破张力增高区和正常区交界处为宜，松解3~6针。松解后出针，用无菌棉球或无菌纱布块按住局部2~3分钟，外敷无菌敷料，24小时内保持敷料干燥、清洁。每次可寻找1~3个痛点进行铍针治疗。

（3）针法心得：上斜方肌肌腹部、肩胛骨内上缘筋结点是肩胛肌筋膜炎的常见痛点，此处多由长期的慢性劳损、受寒等原因，导致肌筋膜肥厚且肌张力较高，因此松解时刺破筋膜层的力度应根据针下硬度的强弱而进行调整，刺中有压，松解要充分，但同时需要注意针下层次，刺过筋膜层即停止。

2. 手法治疗

本手法操作步骤包括颈部放松、弹拨筋结点、放松调理等，手法治疗应该是整体性的松解，不仅要关注局部筋结点，还要注意其他肌肉之间的相互关系。

（1）颈部放松：患者坐位，医者立其侧后方，采用㨰法、揉法、拿法等对患者的颈肩背部进行整体放松，3~5分钟。

（2）弹拨筋结点：单手或双手沿督脉线、夹脊穴线、膀胱经线在肩背部自上而下进行肌筋膜的按揉与弹拨；重点按揉风池、风门等枕外隆凸至乳突区后侧肌群止点部位，如果天宗部位压痛明显亦可重点按揉，力度以酸胀为度。

（3）放松调理：按揉筋结点后，再次放松颈肩背部，此时可拿揉项背部，重点提拿肩井；接着擦背部，以透热为度；最后以轻叩击项背等方式结束。

四、按语

肩胛肌筋膜炎患者在临床中比较常见，引起疼痛的原因非常多，涉及肌肉较多，疼痛区域变化较大，每次将张力最高的筋结点松解后，其他较高张力的筋结点会显现出来，因此可能需要多次治疗，其治疗部位也会有所不同，因此在每次治疗前均需要仔细寻找合适的筋结点。这些筋结点之间的关系其实也是肌肉整体功能之间代偿与失代偿、协同与制约关系形成的结果。患者表现的是点的异常，而我们要考虑的是颈椎、胸椎、肩胛骨之间形成的面和体的异常，通过对点的松解，对面和体的手法调整以及康复锻炼来达到对患者症状最大程度的缓解，从根本上治疗本病。

赵勇教授曾主持基于经筋理论用铍针治疗肩胛肌筋膜炎的课题，对肩胛肌筋膜炎进行了系统性研究，并对肩胛区出现的痛点与中医经筋理论在肩胛区的表述进行了联系，总结了肩胛部经筋循行的相应特点。

《灵枢·经筋》中记载的关于肩胛部的经筋循行，涉及手太阳、手阳明、手少阳、足太阳四经筋。如手太阳经筋"后走腋后廉，上绕肩胛，循颈出走太阳之前"；手阳明经筋"绕肩胛，挟脊"；足太阳经筋"其支者，从腋后外廉，结于肩髃"；手少阳经筋"上绕臑外廉、上肩、走颈，合手太阳"。相关的部位有臂臑、肩髃、脊、颈、腋后外廉等。

从《灵枢·经筋》中可以发现，肩胛部的经筋循行路线，常与臂臑、肩髃、脊、颈、腋后外廉等部位相关。整体而言，肩胛部经筋的循行概括为"四经斜走肩背，环肩绕胛循行，近则上颈挟脊，远走腋后臂臑"。

1. 手太阳经筋——后走腋后廉，上绕肩胛，循颈出走太阳之前

"后走腋后廉"：腋后廉即腋后侧，腋后侧正是小圆肌、大圆肌、冈下肌、背阔肌的走行位置。细分之，大圆肌、背阔肌均止于肱二头肌沟内侧缘，而小圆肌、冈下肌均止于肱骨大结节。手太阳经筋中未提及其臂部的起点，由于原文中的描述较为笼统，难以确定其具体所属。但通过"上绕肩胛"不难看出其走行是由下向上，即从腋后的下方，至肩胛的内上方，因此在腋后部，可能性更大的是行于肩胛冈以下的肌肉。另外，手太阳经筋"起于小指之上……入结于腋下"，分析解剖结构，离"腋下"最近的是肱二头肌沟内侧缘，肱骨大结节则应属于"臑外廉"。因此，与手太阳经筋相关的肌肉不是起于肱骨大结节的小圆肌与冈下肌，而是大圆肌。而背阔肌则应属于足太阳经筋。

"循颈出走太阳之前"：根据手太阳经筋和足太阳经筋在

颈部的关系可以明确，足太阳经筋在后而手太阳经筋在侧，因此可以判断这里的循颈应是循颈部的侧面。这里浅层由斜方肌上束纤维覆盖，深层是肩胛提肌走行，肩胛提肌起于 C1 ~ C4 横突的后侧缘，止于肩胛骨内上缘。

综上，肩胛部与手太阳经筋最有可能相关的肌肉是大圆肌、肩胛提肌和斜方肌上束纤维的部分。

2. 手阳明经筋——绕肩胛，挟脊

手阳明经筋循行路线为"绕肩胛，挟脊"，这表明肩胛、脊与手阳明经筋相关联。在解剖中与肩胛和脊柱相关的肌肉主要有浅层的斜方肌和深层的大菱形肌、小菱形肌，且菱形肌起于颈椎和胸椎，止于肩胛骨内侧缘，与原文之描述更加贴切。

夹脊又分为浅深两层，浅层为斜方肌的中束和下束，深层为大菱形肌、小菱形肌，这两层均有可能属于阳明经筋。

综上，手阳明经筋的"绕肩胛"描述过于模糊，难以明确其定位。

3. 足太阳经筋——从腋后外廉，结于肩髃

"肩髃"在这里并不是肩髃穴，而应指的是一个部位，即肩外侧，从腋后外侧向肩外侧走行的只有小圆肌和冈下肌。但这是否能确定它们就属于足太阳经筋还值得商榷。还有一种可能，即"肩髃"与肱二头肌沟内侧缘有关，也就是说，背阔肌与足太阳经筋之间有可能是从属关系。

4. 手少阳经筋——上绕臑外廉、上肩、走颈，合手太阳

"臑外廉"即肱骨近端外侧，然而到底是前外侧还是后外侧，原文并没有说明。肱骨近端包含了起于肱骨大、小结节的诸肌肉、三角肌等，从后文"上肩、走颈，合手太阳"看，手少阳在"肩—颈"一段没有独立的经筋走行。在"肩—臂—臑"一段描述并不清楚。较为可能的经筋线路是"三角肌、冈上肌、肩胛提肌"，其中也有包含肩胛下肌的可能。

由于《灵枢·经筋》成书年代久远，内容言简意赅，且后世完善的内容较少，因此为我们明确其具体走行的现代解剖内涵留下了许多值得推敲的问题。

另外，斜方肌三束纤维走行、位置不同，其所属经筋也可能不同，这就提示我们，在研究肌肉走行与经筋循行相关性时，有必要对解剖学中的肌肉重新审视，即拆解成最小单元，如将肱二头肌分成长头、短头两个部分，则它们有可能同属于一条经筋，也有可能属于两条不同的经筋。

目前学者对于经筋的实质以及相应的生理功能具有不同的探讨，通过对肩胛区的痛点的总结，结合《灵枢》原文中有关经筋的介绍，来分析经筋的循行与现代解剖结构之间的关系，为我们进一步深入研究中医经筋理论提供了范本和思路。

第三节　腰椎间盘突出症

一、典型病例

患者男性，59岁，主因"腰痛伴左下肢麻木半年余"就诊。患者半年前无明显诱因出现腰痛，休息后症状减轻，未予重视，期间患者间断腰痛并逐渐出现左下肢疼痛麻木，于当地社区行腰部按摩后症状减轻，近几日患者腰痛及下肢麻木症状加重，麻木至小腿后外侧，行走严重受限，平卧后可稍缓解，遂来我院门诊就诊。

查体：脊柱居中，无明显畸形，生理曲度存在，腰椎活动度受限，L4～S1棘间压痛（＋），L4～S1棘突左侧旁开2 cm压痛（＋），仰卧挺腹试验及加强实验（＋），直腿抬高试验及加强试验左侧（＋）、右侧（－），双侧"4"字试验（－），双下肢肌力正常，跟腱反射、膝跳反射正常，巴宾斯基征（－），余病理反射未引出。

影像学检查：腰椎MRI示L4～L5、L5～S1椎间盘突出，以L5～S1最为明显，并向左后方突出，压迫神经根；腰椎正侧位X线片示腰椎退行性病变。

结合患者症状、体征及影像学检查，诊断为腰椎间盘突出症。

腰椎间盘突出症在临床中极为常见，针对此类患者，赵勇教授都会认真详细地进行查体，沿棘突间隙及椎旁 1~2 cm 处仔细触诊，并重点对臀肌进行触诊按压和弹拨，找到明显的筋结点，臀部的筋结点在治疗腰椎间盘突出症方面具有很重要的意义。赵勇教授认为面对腰椎间盘突出症、颈椎病等疾病时应用手去查病，仔细地寻找压痛点、条索、硬结，触摸其范围、方向和层次，精确定位，这是手法和铍针治疗的关键所在。所以我们在诊疗此类患者时检查诊断的时间往往比治疗的时间要长，这也就说明了触诊在诊察疾病时的重要性。

对于腰椎间盘突出症，赵勇教授一般采取铍针联合手法治疗的治疗方案，佐以针刺及中药口服等，多取得较好疗效。

赵勇教授一直强调概念准确的重要性，作为一名专业的中医骨伤科医生，不能混淆概念。腰椎间盘突出很常见，但不一定都引起症状，不能只根据腰椎 MRI 的结果就进行诊断。通过 MRI 经常可以检查出无症状的腰椎间盘突出，且年龄越大，腰椎间盘突出的发生率越高。临床中还有个现象，也是赵勇教授一直提倡我们观察的，就是年轻患者的巨大椎间盘突出的重吸收现象。我们在临床中可以观察到很多腰椎间盘突出症患者经过治疗症状得到缓解，复查 MRI 可见腰椎间盘突出仍较为明显，但部分年轻患者经过数年的恢复后，其髓核会出现减少甚至消失的现象。这些现象促使我们要重视非手术治疗，对于没有出现下肢肌力减退、大小便功能障碍者要将非手术治疗做足、做到位，绝大多数患者均可以获得临床治愈。

二、概述

腰椎间盘突出症是腰椎间盘发生退行性病变后，在外力作用下纤维环破裂、髓核突出，刺激或压迫腰脊神经根而引起腰腿疼痛的病症。本病在门诊腰腿痛病症中的占比约为 15%，好发于 20~50 岁的青壮年体力劳动者，男性多于女性，近年呈现高发与低龄化趋势。本病属中医"腰痛病""痹证""痿证"的范畴，临床以 L4~L5 和 L5~S1 椎间盘的发病率最高。该病患者多可通过非手术治疗痊愈或好转，需手术治疗者仅为少数。

三、从筋论治

（一）查找筋结点

根据受压节段神经分布规律，腰椎间盘突出症患者的筋结点多位于腰骶部及下肢外侧、后外侧，因此其病变经筋多是足太阳、足少阳经筋。

（1）腰部筋结点：一般在病变棘突间隙及椎旁 1~2 cm 处，有明显压痛点，常引起下肢放射性疼痛。沿督脉自上而下逐一按循 L1~S1 棘突，常可触及压痛及硬结点；再沿竖脊肌由浅入深，触摸各背俞穴周围，注意力度由小到大，层次由浅及深，以痛性硬结为准，一般于三焦俞、肾俞、膀胱俞、白环俞、秩边等腧穴处可触及筋结点；另外，腰椎横突、髂嵴、髂腰韧带等肌肉起止部位也是常见的筋结点。

（2）臀部筋结点：腰椎间盘突出症患者在臀部会存在紧张性筋结点，这些筋结点在特征上类似于臀上皮神经卡压综合征的筋结点。臀部的筋结点多位于深层，一般在臀大肌、臀中肌和臀小肌多可触及，触诊时应进行深部的弹拨，引发酸胀疼痛，该部位筋结点呈现紧张性条索状，且有一定的宽度。在触诊及治疗时应尤其注意臀小肌的筋结点，它会使臀部、大腿后侧和左右两侧、小腿甚至踝部的深处产生酸痛。这些肌肉筋结点导致的疼痛是一种深处的抽痛，和神经根受压所产生的过电样的刺痛有所不同，但二者常夹杂出现，治疗腰椎间盘突出症时不应忽视对臀部筋结点的治疗。

（3）下肢筋结点：多位于下肢后侧及外侧，一般多位于环跳、承扶、风市、委中、阳陵泉、外丘、光明、昆仑等腧穴周围，肌筋膜方面多与臀大肌、臀中肌、梨状肌、股二头肌、小腿三头肌、胫骨后肌、腓骨长肌、腓骨短肌等肌肉的起止点或肌腹相关。

（二）解结止痛

1. 铍针松解治疗

（1）定位：根据腰椎间盘突出的部位及程度，结合患者主诉寻找压痛点。腰椎间盘突出症患者的压痛点多位于 L4 ~ L5、L5 ~ S1 棘突上及棘突间隙椎旁 1 ~ 2 cm 处，臀部环跳周围，下肢承扶、风市、委中、阳陵泉、承筋、承山、昆仑等腧穴附近也是最常进行铍针治疗的筋结点。其他如 L1～L3 腰椎棘突、横突筋结点，神经走行部位的筋结点等则根据疼痛情况选择。明确定位点后，用指端压痕做十字标记并作为进针点，注意十字的交叉点对准压痛点的中心。

在定位上可参考针刀操作的定位：①L3～L4 椎间盘突出：定点以 L3～L4 椎旁 + 足少阴肾经的横骨、阴谷、太溪等；②L4～L5 椎间盘突出：定点以 L4～L5 椎旁 + 足太阳膀胱经的背俞穴、秩边、委阳 + 足少阳胆经的环跳、风市、阳陵泉、悬钟 + 足阳明胃经的足三里为主；③L5～S1 椎间盘突出：定点以 L5～S1 椎旁 + 足太阳膀胱经的背俞穴、秩边、委阳、承山、昆仑为主。这些点是容易出现痛点和筋结点的部位，但临证时仍应重视手下的感觉。

（2）操作：常规消毒进针点，术者一手拇、示指捏住针柄，使针尖对准皮肤十字压痕的中心，双手骤然向下，使针刃垂直进针。进针后针刃通过皮下到达筋膜，沿经筋走行进行一点线式、多点式松解。进针深度以刺破张力增高区和正常区交界处为宜，松解 3～6 针。松解后出针，用无菌棉球或无菌纱布块按住局部 2～3 分钟，外敷无菌敷料，24 小时内保持敷料干燥、清洁。每次可寻找 1～3 个痛点进行铍针治疗。

（3）针法心得：棘突切刺的重点在端部上、下角及两侧缘，深度达棘上与棘间韧带移行部即可，勿太深，以免伤及脊髓。横突切刺的重点在端部背侧及外缘。在棘突与横突之间、棘突旁一横指左右进针，依照浅筋膜—深筋膜—肌肉的层次，确定病灶进行治疗。注意针下层次，刺过筋膜层即停止。过深则容易伤及肌肉增加出血的风险，导致疼痛加重；同时也要注意针刺方向垂直筋膜层。针刺环跳穴附近筋结点时，除认真体会手下针感外，还应注意观察患者表情及下肢动作，并实时询问患者有无电麻感，以防误伤坐骨神经。

2. 手法治疗

赵勇教授在治疗腰椎间盘突出症时也经常应用手法治疗，其手法操作步骤包括松解法、通络法、整复法、理筋法等，在行治疗前应排除骨结核、骨肿瘤、出血性疾病等操作禁忌证。若病程较长，经多次治疗无效者，应考虑综合治疗。

（1）松解法：患者俯卧，医者立于患者身侧，施按法、揉法、擦法于腰背部及下肢膀胱经经筋循行区域，自上而下反复操作，3~5分钟；然后双掌重叠，按压腰骶，反复2~3遍，以改善血液循环，缓解肌肉痉挛，促进炎症吸收。

（2）通络法：患者俯卧，医者立于患者身侧，采用循筋摸结手法，重点沿督脉及足三阳经筋于腰背部及下肢走行区域探寻疼痛点及筋结点，行按揉、弹拨等手法，以松解粘连、活血通脉、解痉止痛。

（3）整复法：患者侧卧，医者行腰部斜扳法、下肢后伸扳法，左右各一，以矫正后关节紊乱，松解粘连；然后让患者仰卧，做屈髋屈膝抱臀卷腰法，增加椎间盘外压力，降低椎间盘内压力，迫使髓核复位，从而使诸症缓解。

（4）理筋法：患者俯卧，医者立于患者身侧，施拿、揉、擦法于患处，沿足三阳经筋，至下肢后外侧，自上而下，反复操作 3~5 分钟；然后擦热患处，改善血供，加速局部炎症吸收，促进功能恢复。

在手法治疗过程中进行松解和通络时应时时注意手下的感觉，在进行整复扳法时应做到稳和巧，很多医者善于利用患者的体位和重力来进行调整，对于急性期患者应避免追求出现响声。

3. 中药治疗

独活寄生汤、身痛逐瘀汤、左归丸、右归丸是赵勇教授治疗腰椎间盘突出症的常用方，一般会在辨证基础上加用地龙、土鳖虫、鸡血藤、防己、白芥子等。治疗腰椎间盘突出症的经典方主要包括独活寄生汤、肾着汤、柴胡桂枝汤、复元活血汤、阳和汤等。治法包括：补益肝肾，温补肾阳，祛风散寒除湿，活血通络止痛，利水消痰等。腰椎间盘突出症的中医治疗辨证思路基本是以"邪正相争，表里寒热，气血阴阳，脏腑虚实"为纲。六淫外邪中以风寒湿所致腰痛较多，而火热者间或有之。风寒湿或在肢体经脉，或入脏腑，位置不同，则治法各异。辨气血当分虚与滞，气血虚则补之，气血滞则通之。辨脏腑当先定部位，再议虚实，腰虽为肾之府，但腰痛病之辨治或从肝肾，或从脾胃。肝实筋硬则当柔肝养筋，肝胆实热则当清肝泻火；若肝肾亏虚则视其轻重缓急而补之；古人谓"肾无实证"，但若寒湿侵肾，仍应从实证考虑。胃之实证多见于阳明腑实，腰腿痛患者亦有不少因阳明腑实而起，若见此证当考虑阳明攻下之法；脾多湿，湿多黏滞，或化痰瘀，或化湿热，或泛成水，或合外邪，变化较多，当仔细辨别，治法或渗，或利，或燥，或扶正，总之使湿孤立，湿无可挟，则病易除。

四、按语

腰椎间盘突出症是临床中最常见的疾病之一，外因和内因均可导致此疾病的发生，并引起腰部各方向活动受限、腰痛、下肢疼痛、麻木、针刺感、触电感等，严重者不能久坐久立，翻身转侧困难，咳嗽、喷嚏、用力排便时，腹压增高而疼痛加剧，更严重者会出现马尾综合征，严重影响患者日常工作生活。在治疗时，急性期宜卧床休息，手法治疗不宜过重。可采用铍针松解，毫针刺法，封闭，口服消炎镇痛类药物，外敷活血化瘀、通络止痛类膏药等方法，以消除炎症水肿、缓解疼痛为主。缓解期铍针治疗后应佩戴护腰、注意休息，以利于损伤组织的修复，同时嘱患者适当进行功能锻炼。一般以腰背肌肉功能锻炼为主，如臀桥运动、悬挂单杠、平板支撑等，切记功能锻炼应循序渐进，不能急于求成，以免病情复发。

第四节　腰椎管狭窄症

一、典型病例

患者男性，71 岁，主因"腰痛伴下肢行走受限 1 年余"就诊。患者 1 年前劳累后出现腰痛，并伴有下肢疼痛乏力，行走约数百米后出现疼痛加重及下肢酸胀无力等，无法继续行走，弯腰休息后症状可缓解，行走后症状复现，患者的行走距离逐步减少，休息后腰痛无明显缓解，就诊于外院。MRI 显示腰椎退行性改变、椎管狭窄，外院诊断为腰椎管狭窄症，予以甲钴胺片、洛索洛芬钠片等，症状缓解欠佳，至我院门诊就诊。

查体：腰椎无明显畸形，腰椎活动度僵硬，腰椎棘突及棘突旁开部位压痛（＋），下肢放射性疼痛（－），背伸试验（＋），直腿抬高试验及加强试验（－），下肢皮肤感觉减退，无过敏现象，下肢肌力正常，膝跳反射、跟腱反射（＋），髌阵挛、踝阵挛（－），巴宾斯基征（－）。

腰椎 MRI 及 X 线片：腰椎退行性改变，关节突关节增生，黄韧带肥厚，腰椎管狭窄，腰椎周围不同程度的骨质增生。

结合患者症状、体征及影像学检查，诊断为腰椎管狭窄症。

腰椎管狭窄症是临床常见病，间歇性跛行是临床遇见的难题，通过临床观察，通过非手术治疗来明显延长行走的距离具有一定的难度。在诊断腰椎管狭窄症时应当进行背伸试验，即患者腰椎由中立位到后伸位时，椎管后方的小关节囊及黄韧带挤向椎管，椎管长度亦缩短，椎间孔变窄，以致椎管内及椎间孔内的有效空间变窄，并由此出现各种症状。由于腰椎管的狭窄程度和体位有很大的关系，所以赵勇教授一直强调腰椎管狭窄症和腰椎间盘突出症均是腰椎疾病，但二者有很大的区别，比较容易混淆的是康复锻炼方面。五点支撑、小燕飞是腰椎间盘突出症患者必然要进行的训练，然而腰椎管狭窄患者一定要禁止或尽量少做这些锻炼的动作，这些动作反而加重腰椎管狭窄的程度，不利于患者恢复，临证时一定要多思考，要形成自己的认识，不可人云亦云。赵勇教授一般采取铍针联合手法的治疗方案，但对于经保守治疗无效、病情进行性加重或出现双下肢肌肉萎缩、二便功能障碍的患者，应及时行手术治疗。

二、概述

腰椎管狭窄症是由先天发育异常和（或）后天多种继发因素引起椎管管腔、侧隐窝及椎间孔变形或狭窄，刺激或压迫硬脊膜、脊髓、神经根、动脉血管而引起的，以间歇性跛行为主要临床特征的腰神经功能障碍类疾病。本病多见于40岁以上的中老年人，男性较女性患者多见，且多发于体力劳动者。

腰椎管狭窄症患者病症呈现前屈缓解后伸重、上坡容易下坡难、骑车可以步行难的特点，腰背部疼痛的特点是疼痛轻微、慢性加重、活动后减轻、咳嗽无影响，这些特点与腰椎间盘突出症具有很大的区别。

三、从筋论治

（一）查找筋结点

腰背部及下肢的肌肉及经筋较多，且腰椎管狭窄症患者腰、腿部疼痛部位分布广泛，疼痛发作情况与腰部运动量及姿势相关，因此在循摸筋结点时，需要根据具体情况而定，可根据经筋面、线、点的关系进行寻找。

腰椎管狭窄症间歇性跛行时的疼痛多位于小腿外侧，因此需要关注小腿外侧的筋结点，其多与胫骨前肌、腓骨长肌、腓骨短肌等肌肉的筋膜有关。也有部分患者筋结点出现在小腿后侧或后外侧。

（1）腓骨长、短肌肌腹部筋结点：多位于小腿外侧中段，常是间歇性跛行时的小腿疼痛部位，循摸时可触及肌筋膜张力较高，但范围较小而集中，一般不太容易触摸清楚，此处需要仔细按压、比较，经常会同时有 2~3 个压痛点，可根据痛点定位并以齐刺、扬刺法进行铍针松解治疗。

（2）胫骨前肌肌腹部筋结点：多位于小腿前外侧，循摸时可触及肌筋膜张力较高，压痛特点与腓骨长、短肌肌腹部筋结点相似，部分患者疼痛广泛，可同时选取 3～5 个痛点进行治疗。

（二）解结止痛

1. 铍针松解治疗

（1）定位：一般主要在患者主诉疼痛区域沿经筋循行路线寻找筋结点。腰椎管狭窄症好发于 L4～L5，其次为 L5～S1，因此，L4 棘突、横突及 L5 棘突、髂腰韧带处，小腿外侧阳陵泉、外丘、光明等腧穴附近，是最常进行铍针治疗的筋结点。明确定位点后，用指端压痕做十字标记并作为进针点，注意十字的交叉点对准压痛点的中心。

（2）操作：常规消毒进针点，术者一手拇、示指捏住针柄，使针尖对准皮肤十字压痕的中心，双手骤然向下，使针刃垂直进针。进针后针刃通过皮下到达筋膜，小腿部位的筋结点较为表浅和安全，进针后进行一点线式、多点式松解，松解过程中可闻及"咔咔"声，能够刺破筋膜即可。松解后出针，用无菌棉球或无菌纱布块按住局部 2～3 分钟，外敷无菌敷料，24 小时内保持敷料干燥、清洁。

（3）针法心得：腰部深层为腹腔，故在背俞穴、横突点等部位针刺时，不可深刺，防止误入腹腔或刺中肾脏。各腰椎棘突均不可深刺，以防损伤脊髓。针刺环跳穴附近筋结点时，除认真体会手下针感外，还应注意观察患者表情及下肢动作，并实时询问患者有无放射性窜麻感，以防误伤坐骨神经。针刺小腿外侧外丘、光明等腧穴附近筋结点时，层次要浅，一般 1～2 cm，刺过筋膜层即停止，过深则容易伤及肌肉，增加出血的风险，引起疼痛的加重；同时也要注意针刺方向垂直筋膜层。通过临床观察，采用铍针松解后患者自诉行走时小腿部位的酸胀感得以缓解，但我们必须认识到这种松解治疗只能在一定程度上缓解下肢酸胀，对于其他症状的改善无明显作用。

2. 手法治疗

手法也是赵勇教授进行治疗的主要方法。了解到腰椎管狭窄的程度和体位有关，所以在进行手法松解时可给予患者腹部垫枕，让腰椎屈曲，以达到松解需要的程度。

（1）循经筋推揉法：患者取俯卧位，医者立于患者身侧，用大小鱼际及掌根，沿足太阳经筋、足少阳经筋循行部位自上而下，经腰背部、臀部、大腿后部及外侧、腘窝，直至小腿后部及外侧，施以推法，仔细推循并体会肌肉紧张、痉挛及筋结点，上下往返多次。以下腰部为重点，对患处行㨰法、按揉法，约5分钟。

（2）按揉腧穴及筋结：按揉双侧腰阳关、肾俞、大肠俞、环跳、风市、委中、阳陵泉、昆仑诸穴，3～5分钟；对筋结点施以弹拨法，以解结止痛，并辅以掌根按揉法以解痉散结。以下腰部为重点，按揉3～5分钟。

（3）屈髋屈膝按压法：患者仰卧位，屈髋屈膝，大腿尽量贴向腹部，或用双手扶住膝关节前方，医者用一只手及前臂压住患者膝关节和小腿前侧，另一只手托住患者腰骶部，两手配合帮助患者在屈髋屈膝下进行滚腰的动作，在滚至最大角度后可停留5秒，反复进行10~20次，后让患者伸直下肢。患者仰卧位屈伸、抖动下肢，治疗结束。

也可联合以下手法。①患侧屈膝屈髋，医者立于患侧旁，以一手握住患肢踝关节前侧，另一手托住小腿后侧，在患者髋、膝部放松的情况下，双手配合如同推磨状正、反方向旋转髋关节3~5次。用力牵拉患侧髋、膝关节于伸直位并加以抖动。②直腿屈腰法：患者端坐于床上，两腿伸直，双足朝向床头。医者立于患者前侧，用两腿前侧抵住患者两足底部，以双手握住患者的两手或前臂，用力将患者拉向自己，再放松恢复原位。一拉一松，重复进行8~10次。

四、按语

腰椎管狭窄症在临床中较为常见，具有一定的动态特征，即站立时腰椎曲度相对前凸，椎管相对容积减少，从而引发脊髓的受压、缺血而引起跛行症状；蹲下或坐位时，腰椎曲度前凸的程度会减轻，椎管的相对容积有所增加，从而能够缓解症状。在急性期腰腿疼痛剧烈时，除治疗外，应局部保暖并卧硬床休息1~2周。症状严重者应佩戴腰围，以减少腰部后伸活动。症状缓解后，应行腰背部肌肉功能锻炼，以增强腰椎的稳定性，改善症状。经半年保守治疗无效，正常生活与工作受影响，并有明确的神经定位障碍者，应手术治疗。

第五节　第三腰椎横突综合征

一、典型病例

患者男性，30 岁，主因"腰痛 1 周，加重 1 日"就诊。患者 1 周前搬运重物时突发腰痛，弯腰及旋转腰部时疼痛加剧，外用活血止痛膏后疼痛减轻，昨日搬运物品时疼痛再次加剧，并放射至左臀部，遂来我院门诊就诊。

查体：腰椎活动度差，右侧 L3 横突处压痛（＋），双侧直腿抬高试验（－）。

腰椎正侧位 X 线片：腰椎退行性改变，右侧 L3 横突肥大。

结合患者症状、体征及影像学检查，诊断为第三腰椎横突综合征。

第三腰椎横突综合征在临床中诊断较为明确迅速，赵勇教授一般采取铍针联合手法治疗的治疗方案，早期及疼痛较为剧烈的患者可以结合第三腰椎横突部封闭来进行治疗。

二、概述

第三腰椎横突综合征是指急慢性损伤及感受风寒湿邪，致

L3 横突发生无菌性炎症、粘连、变性及增厚等，刺激腰脊神经而引起腰臀部疼痛的综合征。本病好发于青壮年体力劳动者，男性多于女性，是临床常见的引起腰腿疼痛的疾病之一。

三、从筋论治

（一）查找筋结点

（1）L3 横突筋结点：此筋结点解剖定位较为容易，也是第三腰椎横突综合征常见的主诉痛点，按压时常引起明显的疼痛，循摸时会有高、厚、硬之感，病程较长者触诊时会有明显的结节感或条索感。

（2）髂嵴筋结点：L3 是腰方肌的附着点之一，同时腰方肌止于髂嵴部，当 L3 横突部为主诉痛点时，可根据腰方肌的起止点摸按髂嵴部位，如果按压引起明显疼痛，同时患者 L3 横突部的主诉痛点的疼痛明显减轻或消失，则可将髂嵴筋结点作为治疗点之一。此处位置较深，需要向髂嵴的斜内方向按压寻找。

（二）解结止痛

1. 铍针松解治疗

（1）定位：L3 疼痛范围经常较为广泛，其筋结定位难以十分准确，此时需要仔细循摸，比较压痛点之间的异同，在寻找疼痛较为明确的筋结部位的同时，也应寻找上述各筋结点是否有压痛及治疗意义。明确定位点后，用指端压痕做十字标记并作为进针点，注意十字的交叉点对准压痛点的中心。

（2）操作：常规消毒定位点，术者一手拇、示指捏住针柄，针尖对准皮肤十字压痕的中心，双手骤然向下，针刃垂直进针。进针后针刃通过皮下到达筋膜，沿经筋走行进行一点线式或扇形减张。进针深度以刺破张力增高区和正常区交界处为宜，松解 3~6 针。松解后出针，用无菌棉球或无菌纱布块按住局部 2~3 分钟，外敷无菌敷料，24 小时内保持敷料干燥、清洁。每次可寻找 1~3 个痛点进行铍针治疗。

（3）针法心得：相对肥胖的患者 L3 横突部位层次较深，不容易在浅表定位，此时可取侧卧位，同时按压固定患者皮肤，使针刺部位与皮肤的进针点距离减少且相对固定，以利于针刺，针刺时要到达厚硬的筋膜层，体会针下的阻力感，然后再刺透筋膜层，完成松解。

2. 手法治疗

（1）滚揉放松：患者俯卧，医者站于一侧，在患侧 L3 横突周围施柔和的滚、按、揉手法 3~5 分钟。可缓解肌肉紧张痉挛。

（2）弹拨筋结：医者用双手拇指寻找到 L3 横突尖端结节或条索状的筋结，然后垂直于经筋走行方向进行弹拨，弹拨要由轻到重，由浅入深，手法要柔和深透，并配合搓揉以解痉止痛，松解粘连。

（3）舒展经筋：配合腰部后伸被动活动，放松腰部，拉伸肌肉。

（4）推擦腰背：直擦腰背两侧膀胱经，横擦腰骶部，约3分钟，以透热为度。可配合湿热敷。

四、按语

第三腰椎横突综合征是临床常见的腰腿痛疾病，好发于青壮年体力劳动者，男性多于女性。由于其压痛点较为固定，临床中一般诊断比较明确，预后较好。在治疗的同时也应嘱患者注意姿势正确，尽可能变换体位，勿过度疲劳。患者宜睡硬板床，同时应配合湿热敷、熏洗等治疗，加强腰背肌肉锻炼，并注意局部保暖。

第六节　骨质疏松症

一、典型病例

患者女性，70岁，2个月前因外伤后出现腰背部疼痛伴活动受限，MRI显示：T12椎体压缩性骨折。于我院行T12椎体成形术，术后病情稳定。近日患者仍出现腰背部酸痛，全身无力，无下肢放射性疼痛及麻木，至赵勇教授门诊就诊，赵勇教授查看患者胸背部无明显畸形，部分脊椎及棘突旁开部位压痛

（+），叩击痛（-），直腿抬高试验（-），下肢肌力、感觉正常，舌淡苔少，舌下络脉曲张，舌紫暗有瘀斑，脉沉细。赵勇教授分析，结合患者既往压缩性骨折病史及目前腰背部酸痛的主症，首先应考虑是否为骨质疏松所致，给予完善骨密度检查。骨密度检查结果回报：T-值为-3.2。赵勇教授诊断该患者为重度骨质疏松症，T-值偏低，且伴有脊柱压缩性骨折，症状以腰背部酸痛为主，无明显滞僵感，无下肢麻木疼痛等，可排除腰椎管狭窄、腰椎骨关节炎等疾病。目前骨质疏松症的治疗依然遵循相关指南，此外，中医药具有补益肝肾、活血化瘀的作用，可达到增强骨质的目的。

二、概述

骨质疏松症是以全身骨量减少为特征的全身性骨骼疾病，表现为单位体积骨量降低、矿盐和骨基质比例下降、骨的微观结构退化，骨的脆性增加及易于发生骨折。根据骨质疏松症的临床表现，可将之归为中医"痿证"范畴，其标在骨，其本在肾。骨质疏松症是由多种原因引起的骨骼的系统性、代谢性骨病之一，其病因和发病机制比较复杂，可概括为激素调控、营养因素、物理因素、遗传因素的异常，以及某些药物因素的影响。骨质疏松症分为原发性和继发性两种。原发性骨质疏松症包括绝经后骨质疏松症（Ⅰ型），多发生在绝经后5～10年的女性；老年骨质疏松症（Ⅱ型），发生于65岁以上的老年人；特发性骨质疏松症，多发生于青少年。

在临床症状及体征方面，除了腰背部酸痛、肢体酸困无力等症状，身高缩短、驼背也是骨质疏松症可能引起的重要临床表现，有的患者还出现脊柱后凸、鸡胸等胸廓畸形。骨密度检查是诊断骨质疏松症的重要手段。骨密度的测定方法包括单光子、超声和双能 X 线测定法（DXA）。目前常用检测部位包括腰椎、股骨近端等。中华医学会骨质疏松和骨矿盐疾病分会拟定的《原发性骨质疏松症诊疗指南（2022）》诊断标准（符合以下三条中之一者）：①髋部或椎体脆性骨折；②DXA 测量的中轴骨骨密度或桡骨远端 1/3 骨密度的 T – 值 $\leq$ – 2.5；③骨密度测量符合低骨量（ – 2.5 $< T$ – 值 $<$ – 1.0）＋肱骨近端、骨盆或前臂远端脆性骨折。另外，T – 值 $\geq$ – 1.0 为正常；– 2.5 $< T$ – 值 $<$ – 1.0 为低骨量；T – 值 $\leq$ – 2.5 ＋脆性骨折为严重骨质疏松。应注意对于儿童、绝经前女性和 50 岁以下男性，其骨密度水平建议用同种族的 Z – 值表示，Z – 值 $\leq$ – 2.0 为低于同年龄段预期范围或低骨量。实验室检查包括血常规、尿常规、肝肾功能、血钙、血磷、血碱性磷酸酶、血清蛋白电泳、尿钙、尿钠、尿肌酐和骨转换生化标志物等。原发性骨质疏松症患者的骨转换生化标志物水平往往正常或轻度升高。如果骨转换生化标志物水平明显升高，需排除继发性骨质疏松症或其他疾病的可能性，如原发性甲状旁腺功能亢进症、畸形性骨炎及某些恶性肿瘤骨转移等。

三、治疗

骨质疏松症的主要治疗目标包括改善骨骼生长发育，促进成年期达到理想的峰值骨量；维持骨量和骨质量，预防增龄性骨丢失；避免跌倒和骨折。

1. 基础措施

基础措施包括调整生活方式和服用骨健康基本补充剂。调整生活方式包括加强营养、均衡膳食、充足日照、规律运动、戒烟、限酒、避免过量饮用咖啡和碳酸饮料、尽量减少使用影响骨代谢的药物。骨健康基本补充剂为钙剂和维生素 D。但我们应该明白钙剂和维生素 D 无法替代其他抗骨质疏松药。

2. 抗骨质疏松药

抗骨质疏松药可增加骨密度，改善骨质量，显著降低骨折的发生风险。其种类较多，主要分为骨吸收抑制剂、骨形成促进剂、其他机制类药物等。骨吸收抑制剂有双膦酸盐、降钙素、雌激素、选择性雌激素受体调节剂等，骨形成促进剂为甲状旁腺激素类似物，其他机制类药物有活性维生素 D 及其类似物、维生素 K2 类、锶盐。各种药物有各自的适应证和禁忌证，在疗程、剂量等多方面均有明确规定，在临床中应适当选用。

3. 中药治疗

根据中医"肾主骨""脾主肌肉""（气血）不通则痛"

的理论，治疗骨质疏松症的方法有补肾益精、健脾益气、活血化瘀等，但均应依据辨证结果进行遣方用药。

（1）肾虚精亏：治以补肾填精。方用左归丸加淫羊藿、鹿衔草；或用中成药如骨疏康颗粒（胶囊）、仙灵骨葆片（胶囊）、骨松宝片（颗粒）等。

（2）正虚邪侵：治以扶正固本。方用鹿角胶丸，方中虎骨改用替代品。治疗须考虑继发疾病的病因，审因而治。

（3）先天不足：治以填精养血，助阳益气。方用龟鹿二仙胶（汤）。治疗亦需考虑患者的年龄、性别、原发病病因等辨证施治。

四、按语

在骨质疏松症的病机认识和治疗方面，赵勇教授始终坚持中西医结合、中医辨证施治的原则，并总结出对骨质疏松症的独特认识和治疗法则。在中医历代医籍中并没有对"骨质疏松症"病名的记载，根据其临床表现和体征，原发性骨质疏松症归属于中医"骨痿""骨痹"范畴。"骨痿""骨痹"的提法始见于《黄帝内经》，《素问·痿论》说："肾气热，则腰脊不举，骨枯而髓减，发为骨痿。"所以目前公认其病因是肾虚。肾为先天之本，肾之精气为先天的生命物质，对于各脏腑器官的生理功能起着重要作用。随着年龄的增长，肾中精气逐步减少，人体脏腑的生理功能也逐步进入衰退阶段。肾精充足则骨髓化生有源，骨得髓养而强健有力，"肾主骨，生髓""肾者，主蛰，封藏之本，精之处也；其华在发，其充在骨"，即骨骼依赖于骨髓的滋养，骨髓又为肾中精气所化生，所以肾中精气的盛衰决定着骨骼生长发育的强弱；人到老年，形体虚衰，或"天癸竭"后，肾中精气亏虚，冲任不足，骨髓乏源，则骨失所养而无以"作强"，正如《素问·生气通天论》所载"肾气乃伤，高骨乃坏"。在《素问·痿论》中记载了"骨枯而髓减，发为骨痿"，阐发了骨痿之本在于肾的机制，从根本上认识到了"肾虚"是原发性骨质疏松症发病的原因。除了从经典中认识到肾虚是骨质疏松的发病之本外，赵勇教授还强调要同时注重血瘀，可以说血瘀是发病的关键。

老年患者由于肾精不足，元气渐衰，血运缓慢，脉络阻滞而成瘀；或年老肾阳不振，寒凝血瘀；或肾阴不足，虚热煎灼，血稠成瘀。正如《灵枢·天年》记载"血气虚，脉不通，真邪相攻，乱而相引，故中寿而尽也"，《灵枢·营卫生会》记载"老者之气血衰，其肌肉枯，气道涩"，这里的"脉不通""气道涩"均指血脉不通，血液运行不畅，从而骨失所养，骨质稀疏脆弱，而见疼痛酸软诸症。

原发性骨质疏松症最常见的症状是腰膝酸软和疼痛，如《素问·长刺节论》言："病在骨，骨重不可举，骨髓酸痛。"原发性骨质疏松症的疼痛以腰背疼痛多见，多表现为疼痛持久，痛处固定不移，还有舌下络脉曲张、舌紫暗有瘀斑、口唇齿龈暗红等客观体征，这一特点符合瘀血症的表现。

赵勇教授认为"肾虚""血瘀"在原发性骨质疏松症发病过程中并不是"标"和"本"的关系，而是相互促进、协调的关系，起着同样重要的作用。所以原发性骨质疏松症的基本病机应该是"肾虚血瘀"，在此基础上或可兼有肝虚、脾虚等其他病理改变，确定了基本病机，那么对应的治疗原则就应是补肾、活血并举。

活血补肾方是赵勇教授临床多年常用方，用于治疗绝经期女性的全身性骨痛效果良好。其主要是由熟地黄、丹参、骨碎补、红花、当归、川续断组成。全方以熟地黄、骨碎补、川续断补肾壮骨，填补肾精，使肾精充足而骨髓化生有源；以丹参、红花、当归调补气血，通经络而祛瘀滞，使气血畅达，骨有所养。全方补肾、活血药物各占一半，组方配伍紧扣肾虚血瘀的基本病机，可活血通络，补肾壮骨，并且具有寓通于补、补而不滞的特点。